Misganaw Mengesha

Abordagens no diagnóstico da leucemia para laboratórios em desenvolvimento

Misganaw Mengesha

Abordagens no diagnóstico da leucemia para laboratórios em desenvolvimento

ScienciaScripts

Imprint

Any brand names and product names mentioned in this book are subject to trademark, brand or patent protection and are trademarks or registered trademarks of their respective holders. The use of brand names, product names, common names, trade names, product descriptions etc. even without a particular marking in this work is in no way to be construed to mean that such names may be regarded as unrestricted in respect of trademark and brand protection legislation and could thus be used by anyone.

Cover image: www.ingimage.com

This book is a translation from the original published under ISBN 978-620-2-02956-8.

Publisher:
Sciencia Scripts
is a trademark of
Dodo Books Indian Ocean Ltd. and OmniScriptum S.R.L publishing group

120 High Road, East Finchley, London, N2 9ED, United Kingdom
Str. Armeneasca 28/1, office 1, Chisinau MD-2012, Republic of Moldova, Europe
Printed at: see last page
ISBN: 978-620-8-20198-2

Índice

CAPÍTULO 1. INTRODUÇÃO À LEUCEMIA

O número de células sanguíneas (leucócitos, eritrócitos e plaquetas) em indivíduos normais é mantido dentro de um intervalo constante e previsível. Por outro lado, estas células têm de estar completamente amadurecidas quando acedem à circulação periférica para que possam desempenhar as funções a que se destinam. Para que isto aconteça, existem diferentes mecanismos que controlam a taxa de produção, desenvolvimento, maturação, libertação e, finalmente, a remoção das células sanguíneas envelhecidas da circulação. No entanto, este processo normal é perturbado devido a várias razões, o que faz com que os indivíduos se tornem vítimas de várias doenças do sangue. A leucemia é um dos diferentes tipos de doenças das células sanguíneas.

A leucemia é uma doença causada pela proliferação neoplásica de células hematopoiéticas (mieloides e/ou linfóides). Na leucemia, é frequente ocorrer uma série de alterações genéticas em vez de um único evento (1). Os eventos genéticos que contribuem para a transformação maligna incluem a expressão inadequada de oncogenes e a perda de função de genes supressores de tumores (1). As células precursoras afectadas pelas transformações leucémicas podem pertencer à série linfoide, à linhagem mieloide ou à célula estaminal pluriripotente que, por fim, se transforma em células mielóides ou linfóides. A leucemia mieloide pode surgir de uma célula de linhagem restrita ou de uma célula estaminal multipotente capaz de se diferenciar em células de linhagem eritroide, granulocítica, monocítica e megacariocítica. Por outro lado, uma vez que a proliferação normal de linfócitos dá origem a células B e T, a leucemia linfocítica pode surgir a partir de precursores neoplásicos da mesma linhagem.

As leucemias podem ser classificadas em formas agudas e crónicas, para além das linhagens mieloide e linfoide. As leucemias agudas são um grupo heterogéneo de perturbações da célula estaminal pluripotente que se expressam quer como perturbações do sistema hematopoiético [leucemia mielogénica aguda (LMA)] quer como leucemia linfoblástica aguda (LLA) do sistema linfoide. A leucemia aguda é caracterizada por um defeito na maturação, levando a um desequilíbrio entre a proliferação e a maturação (1).

A leucemia mielogénica aguda é uma doença das células estaminais mielóides ou hematopoiéticas. Consequentemente, é provável que todas as linhas celulares sejam qualitativamente defeituosas, independentemente da contagem real de células (2). A OMS definiu a LMA como a expansão clonal de blastos mielóides na medula óssea, no sangue ou noutros tecidos (3) e a classificação inclui quatro subtipos, cada um deles dividido em vários grupos, tal como descrito em pormenor na classificação da leucemia LMA.

A leucemia linfoblástica aguda é uma neoplasia devida à mutação de células precursoras linfóides originadas na medula óssea ou no timo durante uma determinada fase (4) de desenvolvimento. A classificação da LLA é menos útil do que a da LMA (2). As classificações morfológicas, citoquímicas e imunofenotípicas efectuadas pela FAB classificam a LLA em três grupos conhecidos como L1, L2 e L3 (1, 5, 6).

A leucemia mielogénica crónica (LMC) é uma doença mieloproliferativa caracterizada por uma proliferação de células mielóides sem perda da sua capacidade de diferenciação. Estudos citogenéticos e isoenzimáticos provaram que se trata de uma doença clonal das células estaminais hematopoiéticas que surge a partir de uma única célula (2).

As leucemias linfocíticas crónicas (LLC) são doenças linfoproliferativas relativamente comuns com várias manifestações clínicas únicas. São diferentes das leucemias agudas tanto em termos de prognóstico como de terapêutica (7). Para compreender as várias formas de LLC é necessário conhecer os principais subgrupos de linfócitos.

Os diferentes tipos de leucemia e a sua linhagem são diagnosticados em laboratório utilizando várias técnicas. Os diferentes métodos utilizados incluem a morfologia clássica das células sanguíneas e a análise citoquímica, bem como a imunofenotipagem avançada e as determinações citogenéticas. Por conseguinte, as técnicas necessárias para a identificação das diferentes leucemias são aqui descritas em associação com os tipos de doenças leucémicas.

No laboratório, é importante avaliar as condições das amostras de sangue ou dos esfregaços preparados para detetar qualquer tipo de anomalias antes de iniciar a contagem propriamente dita. Tais avaliações, como a presença de células sanguíneas imaturas, especialmente os precursores dos glóbulos brancos, como blastos, promielócitos ou mielócitos, são indicativas de que o doente é leucémico. Para além das maturações, o número de células sanguíneas em cada linhagem deve ser seriamente considerado. Por conseguinte, para confirmar o estado das amostras ou dos doentes, é necessário um conhecimento prévio da hematopoiese normal que inclua as caraterísticas distintivas de cada fase de desenvolvimento. Devido a este facto, as fases de maturação de cada linhagem celular são descritas a seguir, antes de se tentar identificar e classificar as diferentes categorias de leucemias.

1.1 FASES DE DESENVOLVIMENTO DAS CÉLULAS SANGUÍNEAS

I. *Série mieloide*

Mieloblasto As caraterísticas básicas de identificação incluem o seu grande tamanho com um núcleo grande com uma grande relação núcleo: citoplasma. O núcleo tem uma cor predominantemente arroxeada quando corado com a coloração de Wright. As cromatinas nucleares são finas, delicadas e uniformemente coradas. Um, dois ou três nucléolos estão geralmente presentes. O citoplasma é azulado, não granular e cora-se de forma irregular, podendo parecer mais claro perto do núcleo do que na periferia.

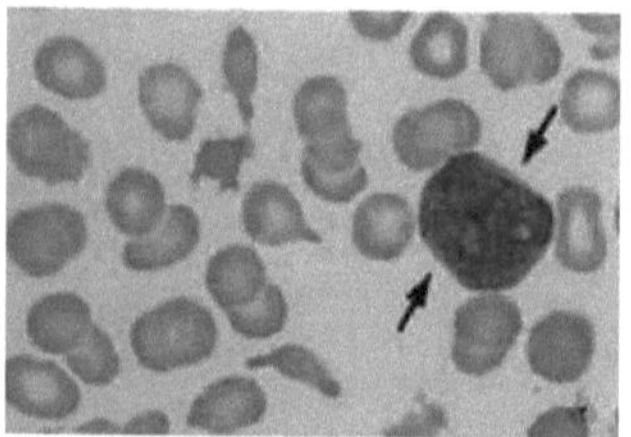

Fig 1.1 Um blastócito com nucléolos distintos; de Hematology in practice

Promielócito Esta é a maior célula desta série. O desenvolvimento de grânulos primários que contêm mieloperoxidase, lisozima, elastase neutrofílica, defensinas, mieloblastina, etc.(9) diferencia o promielócito do mieloblasto. Os grânulos primários são azurófilos ou azuis escuros e aumentam em número nesta fase. Estes grânulos aparecem sobre o núcleo e no citoplasma. O núcleo é redondo e grande em relação ao citoplasma, mas a relação núcleo: citoplasma é menor do que no mieloblasto. Por outro lado, a cromatina é mais grosseira. Os nucléolos tornam-se menos visíveis à medida que a célula se torna mais e mais madura. O citoplasma é azul escuro com uma área relativamente clara adjacente ao núcleo. Um promielócito transforma-se num mielócito com a formação dos grânulos secundários específicos, cujos componentes incluem lactoferrina, colagenase de neutrófilos, gelatinase de neutrófilos, lipocalina associada à gelatinase de neutrófilos, transcobalamina, etc.

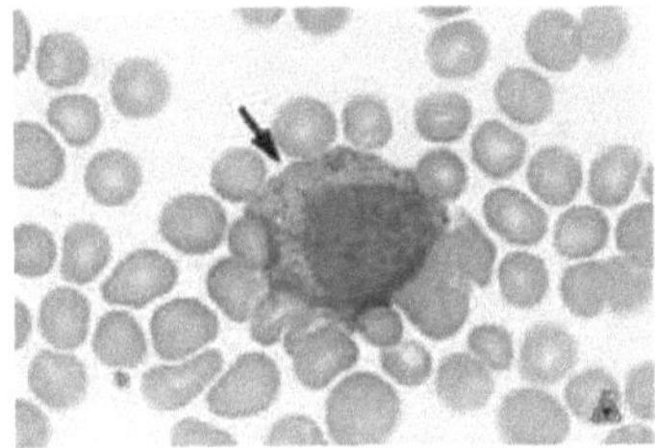

Fig 1.2 Promielócito com grânulos distintivos; de Hematology in practice

Mielócito - esta é a fase em que o destino da linhagem celular pode ser identificado com base nos grânulos secundários disponíveis, na forma e no tamanho do núcleo, na relação núcleo/citoplasma, etc. Com base nestas condições, a linhagem pode ser classificada como neutrofílica, eosinofílica ou basofílica. Em geral, a forma do núcleo é circular em todos os três tipos de células (neutrófilos, eosinófilos e basófilos). Os grânulos variam consoante o tipo de célula. Os neutrófilos têm grânulos finos de cor rosada. Alguns dos grânulos primários azurófilos proeminentes dos promielócitos também ainda estão presentes. Os mielócitos eosinofílicos têm poucos grânulos primários azulados escuros, caraterísticos dos promielócitos, misturados com os grânulos secundários avermelhados específicos dos eosinófilos. À medida que os eosinófilos se desenvolvem para as fases sucessivas seguintes, os grânulos azulados desaparecem e os grânulos esféricos relativamente grandes, com afinidade para o corante ácido eosina na coloração de Wright, preenchem o citoplasma. Os basófilos têm grânulos azuis-arroxeados a pretos, distribuídos de forma desigual.

Metamielócito - esta fase é conhecida pela sua forma nuclear convoluta e grânulos secundários mais maduros. O núcleo torna-se recortado. Esta indentação tem menos de metade da largura do hipotético núcleo redondo. Os metamielócitos são ligeiramente menores do que os mielócitos em tamanho. À medida que a célula amadurece, a indentação nuclear torna-se mais marcada.

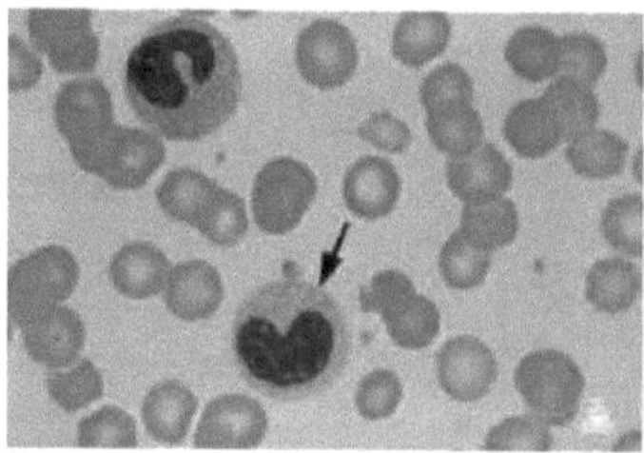

Fig 1.3 Metamielócito (seta): o outro está a transformar-se numa célula de banda; de Hematology in practice

Fase de banda - o tamanho da célula é ainda mais pequeno do que na fase anterior. O núcleo tem a forma de banana ou da letra C. A natureza dos grânulos não difere da dos mielócitos ou dos metamielócitos, mas há uma intensa maturação.

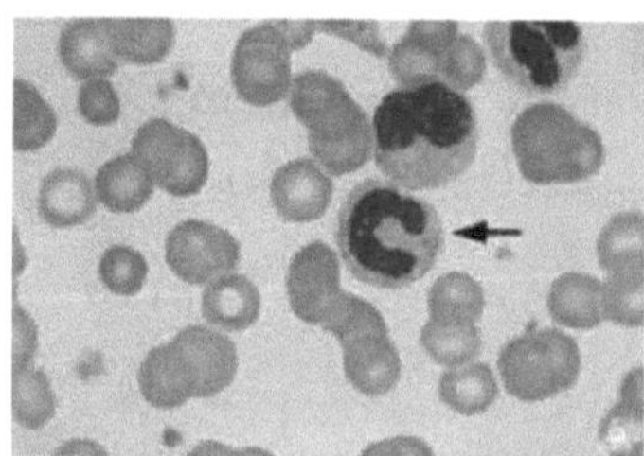

Fig 1.4 Metamielócitos (acima da célula com seta) e células em banda (seta); de Hematology in practice

Segmentada - esta é a última fase de maturação das três linhagens celulares, mas é comummente conhecido que a célula segmentada é o nome dado aos neutrófilos. Embora não seja claramente visível nos basófilos e nos eosinófilos, existe segmentação em todos os três tipos de células, embora o número de lobulações seja diferente. Num esfregaço de sangue corado com Giemsa ou Wright, o núcleo dos neutrófilos tem uma cor púrpura escura e está separado em 3-5 lóbulos bem definidos. Os lóbulos estão ligados por uma estrutura fina chamada filamento. O citoplasma cor-de-rosa claro tem numerosos grânulos cor-de-rosa pequenos ou específicos e também alguns grânulos azurófilos primários. A cor dos grânulos não é nem ácida nem básica, pelo que o termo neutrófilo surgiu da natureza dos grânulos para descrever as caraterísticas de neutralidade.

Os eosinófilos são reconhecidos pelos seus grandes grânulos esféricos que têm uma cor laranja avermelhada brilhante. Os grânulos são uniformes em tamanho e uniformemente distribuídos na célula. Normalmente, o núcleo dos eosinófilos é bilobado.

Os basófilos distinguem-se pelos seus grânulos profundos de cor azul-arroxeada a preta que preenchem o citoplasma e cobrem o núcleo. O tamanho dos grânulos é variável e têm afinidade com corantes básicos nas colorações de Wright. Os basófilos têm grânulos ligados à membrana que contêm substâncias químicas como a heparina, a histamina, as principais proteínas básicas e outras. A ejeção destes químicos durante a exocitose dá uma cor vermelha brilhante à volta do basófilo no esfregaço corado. O núcleo tem uma forma segmentada e não é visível devido aos grandes grânulos de coloração escura. O número relativo e absoluto de basófilos no sangue da leucemia mielocítica crónica está aumentado.

II. Linhagem monocítica

Monoblasto - A diferenciação do monoblasto de um mieloblasto apenas com base na morfologia é difícil e quase impossível, a não ser que existam células monocíticas maduras por perto no esfregaço. Um monoblasto tem um núcleo inicial grande com um ou dois nucléolos, cromatina linear fina com pequenas indentações e citoplasma basófilo sem grânulos.

Promonócito - É ligeiramente maior que um monoblasto, com núcleo recortado, cromatina fina e frequentemente um nucléolo. O citoplasma é basófilo, tem alguns grânulos finos de tamanho variável e pode ter projecções citoplasmáticas que se relacionam com a sua propriedade de motilidade. A identificação das células mononucleares precoces baseia-se no núcleo recortado e dobrado e na associação com monócitos mais maduros com pseudópodes rombudos, grânulos finos ou vacúolos.

Monócitos - esta é a célula mais madura da série monocítica. Tem um núcleo grande que é frequentemente enrolado ou recortado. A cromatina nuclear é delicada. O citoplasma grande contém grânulos finos e azulados que lhe conferem um aspeto de vidro fosco. Também podem estar presentes vacúolos no citoplasma.

II. Série linfocítica

Linfoblasto - Os linfoblastos são células redondas ou ligeiramente ovais que têm um núcleo redondo com um ou dois nucléolos distintos. O rácio entre o núcleo e o citoplasma é estimado em 4:1. As cadeias de cromatina nuclear são finas, delicadas, uniformemente coradas e de um azul arroxeado profundo. O citoplasma é azul escasso e não granular, tem uma zona paranuclear clara, os núcleos tornam-se progressivamente mais pequenos à medida que a célula amadurece.

Prolinfócito - esta célula é mais pequena do que o linfoblasto e tem nucléolos menos distintos. A estrutura da cromatina é intermédia entre o blastema e o linfócito em fase de maturação.

Linfócito - os linfócitos morfologicamente maduros são de tamanho pequeno ou grande. Os pequenos têm um núcleo redondo com cromatina densa e uma borda de citoplasma azul não granular. O tamanho do núcleo é grande em comparação com o citoplasma, com uma proporção de 4:1. A cor do citoplasma varia de azul claro a azul escuro. O núcleo do linfócito grande, em contraste com o núcleo do linfócito pequeno, pode ser aumentado em tamanho e ligeiramente recortado. As margens dos grandes linfócitos são frequentemente recortadas por eritrócitos, produzindo formas serrilhadas. O citoplasma abundante cora-se em vários tons de azul claro e pode conter alguns grânulos desigualmente distribuídos que são violeta avermelhados. A presença de células Smudge ou linfócitos desintegrados é uma caraterística da leucemia linfocítica crónica.

CAPÍTULO 2. OBJECTIVO

Objetivo geral:

O objetivo deste livro é adquirir os conhecimentos científicos existentes sobre a Leucemia, e as suas diversas tecnologias de diagnóstico, com os materiais, reagentes e procedimentos necessários para a realização das técnicas e método no laboratório, incluindo a sua interpretação, e significado dos resultados obtidos.

Objectivos específicos:

Identificar as doenças hematológicas neoplásicas e reactivas:

- Para compreender os diferentes tipos de leucemia

- Conhecer os diferentes tipos de técnicas de diagnóstico da leucemia

- Para identificar com exatidão as diferentes leucemias

- Implementar localmente técnicas de diagnóstico da leucemia no laboratório.

CAPÍTULO 3. MÉTODO

Este livro foi preparado com base em diferentes textos de Hematologia, fontes da Internet, bancos de imagens em Hematologia e consulta de colegas com experiência em alguns laboratórios superiores na Etiópia.

CAPÍTULO 4. TECNOLOGIAS DE DIAGNÓSTICO

Os métodos laboratoriais de identificação e classificação das leucemias incluem técnicas morfológicas, coloração citoquímica, imunofenotipagem por citometria de fluxo e análise citogenética (técnicas moleculares). Cada técnica é discutida brevemente a seguir, de modo a que seja possível identificar a linhagem celular e os estádios da leucemia.

4.1 Identificação morfológica

A identificação morfológica com recurso ao microscópio é o método mais antigo, mas ainda inestimável, de diagnóstico laboratorial da leucemia. Este método utiliza principalmente as técnicas de Giemsa, May-Grawald-Giemsa ou Wright stating. Neste método, as dimensões da célula e do núcleo, a ausência ou presença de nucléolos, incluindo o seu número e visibilidade; a cor do citoplasma e dos grânulos; as proporções da relação entre o núcleo e o citoplasma; a forma do núcleo; a disponibilidade e o tamanho dos grânulos; as condições das cromatinas; a presença de corpos de inclusão, como os bastonetes de Auer; e outras informações relevantes são tidas em consideração no diagnóstico de leucemias de diferentes tipos e origens.

4.2 Colorações citoquímicas

As colorações citoquímicas fornecem informações sobre a linhagem celular para além do que é obtido por técnicas morfológicas utilizando a coloração de Romanowsky. As leucemias agudas de origem mieloide ou linfoide podem ser identificadas através de técnicas citoquímicas. As colorações citoquímicas são normalmente efectuadas em filmes de sangue periférico, aspirados de medula óssea ou preparações tácteis feitas a partir de medula óssea, nódulos linfáticos ou outras biopsias de tecidos. Os melhores resultados são obtidos utilizando materiais recentemente obtidos.

1. Mieloperoxidase - A mieloperoxidase é abundante em quase todas as células mieloides maduras e imaturas. Está contida nos grânulos primários dos neutrófilos e nos grânulos secundários dos eosinófilos. Os grânulos lisossómicos monocíticos são fracamente positivos. As células não granuladas, como os linfócitos e os glóbulos vermelhos nucleados, não possuem esta enzima e, por conseguinte, não absorvem a coloração. Os componentes do corante são o 3-amino-9-etilcarbazole ou o 4-cloro-1-naftol, que são oxidados pela mieloperoxidase para formar um precipitado de cor castanha nas células que contêm mieloperoxidase. Na presença de peróxido de hidrogénio, a mieloperoxidase liberta oxigénio livre que pode então ser detectado com 3-amino-9-etilcarbazol (7).

2. Sudan black B O Sudan black B é também a coloração de componentes granulares na série mieloide com um produto de reação de grânulos negros. Colore os fosfolípidos intracelulares e outros lípidos. O padrão de coloração é muito semelhante ao da reação da mieloperoxidase, tanto em células normais como leucémicas. As células granulocíticas são coradas positivamente com Sudan Black. Tem também a caraterística de uma coloração monocítica fraca, sem coloração dos linfócitos, embora se possa observar alguma positividade nos grânulos azurófilos dos linfoblastos. O Sudan black B tem uma vantagem em relação à mieloperoxidase, na medida em que pode ser utilizado para corar esfregaços de sangue ou de medula óssea mais antigos, e a coloração desvanece-se pouco com o tempo (11).

Existe uma estreita semelhança entre a MPO e o SBB. Isto pode ser evidenciado pelo facto de, quando os neutrófilos se tornam negativos pela MPO, o SBB também se torna negativo. A única diferença notável reside nos grânulos de eosinófilos, que têm um núcleo claro quando corados com SBB. Casos raros (1-2%) de leucemia linfoblástica aguda (LLA) apresentam uma positividade não granular, não observada na coloração com MPO. Os basófilos não são geralmente positivos, mas podem apresentar uma coloração metacromática vermelho-púrpura brilhante dos grânulos (12).

3. Esterase específica (naftol as-d cloroacetato). É a coloração utilizada na identificação de células da série granulocítica com um produto de reação vermelho vivo. Está confinada às células da série dos neutrófilos e aos mastócitos. A atividade citoplasmática da CAE aparece à medida que os mieloblastos amadurecem e se transformam em promielócitos. A positividade nos mieloblastos é rara, mas os promielócitos e os mielócitos coram fortemente, com o produto da reação a preencher o citoplasma. As células posteriores coram fortemente mas com menor intensidade. Por conseguinte, é útil como marcador da maturação citoplasmática nas leucemias mielóides. Na leucemia promielocítica aguda, as células apresentam uma coloração citoplasmática intensa. Os caraterísticos bastonetes múltiplos de Auer coram positivamente, muitas vezes com um núcleo oco. É raro ver bastonetes de Auer positivos para CAE noutras formas de LMA, exceto em casos com a translocação t(8;21) (12).

Durante a reação de coloração, a enzima esterase no interior da célula hidrolisa o substrato naftol AS-D cloroacetato. Este produto de reação é então acoplado a um sal diazo para formar um produto de reação vermelho-rosa brilhante no local da atividade enzimática. A atividade da enzima é inibida pela presença de mercúrio, soluções ácidas, calor e iodo. Estes factores podem dar origem a resultados de coloração falso-negativos (11) O CAE não cora os linfócitos e os monócitos. O tempo de incubação é importante porque a maioria das células hematopoiéticas apresenta uma coloração granular dispersa se a incubação for prolongada (12).

4. Esterases inespecíficas (butirato de alfa-naftilo ou acetato de alfa-naftilo) - Esta é a coloração dos monócitos em que a maioria tem uma forte propriedade de coloração (>80%). Poucos monócitos apresentam uma reação fraca e ainda raramente existem monócitos negativos. Os linfócitos T maduros coram com um padrão focal caraterístico, semelhante a pontos. Os linfócitos B são negativos. As células da série granulocítica não reagem à coloração. A coloração também reage com macrófagos, histiócitos, megacariócitos e alguns carcinomas. A coloração com butirato de alfa-naftilo é considerada mais específica, embora ligeiramente menos sensível, do que a coloração com acetato de alfa-naftilo. Observa-se uma coloração diferencial com as diferentes esterases nos megacarioblastos, que não se coram com o butirato de alfa-naftil mas se coram com o substrato acetato de alfa-naftil (11) Na medula óssea, os monócitos, os precursores de monócitos e os macrófagos coram-se fortemente. O butirato de α-naftilo é mais específico para identificar um componente monocítico na LMA do que o acetato de α-naftilo (12).

Tecnicamente, deve notar-se que o produto da reação é solúvel em óleo de imersão e em meios de montagem sintéticos. Se as lâminas forem examinadas repetidamente, devem ser montadas num meio de montagem aquoso (por exemplo, o meio de montagem de goma arábica de Apathy ou glicerina/gelatina). (12). Ver o anexo para o reagente e o método.

5. Periodic acid-schiff (PAS) Esta coloração envolve a oxidação de hidratos de carbono por ácido periódico em produtos aldeídicos. As células mielóides maduras coram intensamente de vermelho(7); no entanto, os grânulos de eosinófilos são negativos, com positividade citoplasmática difusa, e os basófilos podem ser negativos, mas apresentam frequentemente grandes blocos irregulares de material positivo não relacionado com os grânulos (12). Os mieloblastos são geralmente negativos (7). Os monócitos e os seus precursores apresentam uma positividade difusa variável com grânulos finos sobrepostos, frequentemente na periferia do citoplasma. A coloração com PAS é útil para separar a LMA da leucemia linfocítica aguda; os linfoblastos podem apresentar uma coloração pesada em forma de bloco. Nos linfócitos periféricos, 10-40% apresentam positividade granular com citoplasma de fundo negativo. A coloração periódica de ácido-Schiff detecta glicogénio intracelular e mucopolissacáridos neutros, que se encontram em quantidades variáveis na maioria das células hematopoiéticas. As eritroleucemias demonstram uma positividade citoplasmática difusa intensa com PAS, que pode ser útil no diagnóstico.

A coloração é utilizada para identificar ferro em glóbulos vermelhos nucleados (ferro sideroblástico) e histiócitos (ferro reticuloendotelial) ou para identificar corpos de Pappenheimer em eritrócitos. Normalmente, os precursores de glóbulos vermelhos contêm um ou mais grânulos azuis pequenos (<1 pm de diâmetro) em 20 a 50% das células. Quando um número maior desses grânulos envolve pelo menos dois terços do núcleo do precursor de hemácias, a célula é chamada de sideroblasto em anel. A coloração é mais bem utilizada em esfregaços de aspirado de medula óssea, mas também pode ser utilizada em análises de sangue (11).

Ver o anexo para o reagente e o método.

6. Fosfatase alcalina de leucócitos (LAP) - A LAP é uma enzima presente nos grânulos secundários ou específicos dos neutrófilos em maturação(6). A intensidade do produto de reação nos neutrófilos varia de negativa a fortemente positiva, com grânulos grosseiros que preenchem o citoplasma e cobrem o núcleo (12). O produto da reação é azul e granular. A LAP é utilizada principalmente no diagnóstico diferencial da leucemia mielogénica crónica e das reacções leucemóides secundárias. A atividade da fosfatase alcalina encontra-se no citoplasma dos neutrófilos, osteoblastos, células endoteliais vasculares e alguns linfócitos. Como resultado, os macrófagos da medula óssea são positivos. Embora demonstrada como um produto de reação granular no citoplasma, a atividade enzimática está associada a um componente membranoso intracitoplasmático mal caracterizado, distinto dos grânulos primários ou secundários. O teste é realizado de forma óptima em esfregaços de sangue capilar fresco ou em sangue anticoagulado com heparina e deve ser realizado no prazo de 48 horas após a colheita da amostra. O momento preferível para fazer o esfregaço de sangue é dentro de 30 minutos após a colheita, porque a atividade da fosfatase alcalina neutrofílica (NAP) diminui rapidamente no sangue anticoagulado com EDTA. (Os esfregaços de sangue podem ser mantidos no congelador durante 2 a 3 semanas com pouca perda de atividade (11).

O nível de fosfatase alcalina dos neutrófilos do sangue periférico é quantificado pela pontuação da fosfatase alcalina leucocitária (LAP) e é útil como teste de rastreio para diferenciar a leucemia mielogénica crónica das reacções leucemóides e de outras doenças mieloproliferativas. É obtida uma pontuação global através da avaliação da intensidade da coloração em 100 neutrófilos consecutivos, sendo cada neutrófilo pontuado numa escala de 14, da seguinte forma

0- Negativo, sem grânulos

1 - Grânulos ocasionais dispersos no citoplasma

2- Número moderado de grânulos

3- Numerosos grânulos

4- Positividade intensa com numerosos grânulos grosseiros que se aglomeram no citoplasma, frequentemente sobrepondo-se ao núcleo

A pontuação global possível varia entre 0 e 400 por 100 células. Os intervalos normais registados apresentam algumas variações, devido possivelmente em parte a variações nos critérios de pontuação e na metodologia: 13-160 (média 61); 14-100 (média 46); 37-98 (média 68); 11-134 (média 48). Por conseguinte, deve ser estabelecido um intervalo normal em cada laboratório (12).

7. Coloração de azul de toluidina A coloração de azul de toluidina é útil para a contagem de basófilos e mastócitos. Liga-se fortemente aos grânulos destas células e é particularmente útil em estados patológicos em que as células podem não ser facilmente identificáveis nas colorações de Romanowsky. Na LMA, LMC e outras doenças mieloproliferativas, os basófilos podem ser displásicos e pouco granulares, tal como os mastócitos em algumas formas de mastocitose adquirida.

Os grânulos dos basófilos e dos mastócitos apresentam uma coloração vermelho-púrpura brilhante e são discretos e distintos. Os núcleos coram a azul e as células com ARN abundante podem apresentar uma coloração azul no citoplasma. Embora se afirme que o azul de toluidina é específico para estes grânulos, com mais de 10 minutos de incubação, os grânulos primários dos promielócitos são corados de vermelho/púrpura. No entanto, estes são mais pequenos e finos

4.3 *Colorações imunocitoquímicas*

As células leucémicas de diferentes tipos expressam antigénios nucleares, citoplasmáticos e de superfície celular caraterísticos, que são referidos como o imunofenótipo da célula. A identificação imunofenotípica das células leucémicas é conseguida através da utilização de anticorpos marcados que reconhecem epítopos específicos de antigénios celulares. O tipo de anticorpo é normalmente monoclonal. A técnica utilizada neste processo de diagnóstico é a imunocitoquímica ou citometria de fluxo. (1).

Existe um elevado nível de especificidade com os métodos de base imunológica, permitindo diagnósticos mais exactos. Em geral, estes tipos de colorações podem ser aplicados a esfregaços de sangue, aspirados de medula óssea, suspensões celulares ou secções de tecido. Nem todas as preparações de anticorpos são igualmente eficazes em todos os tipos de amostras, e os procedimentos de coloração podem variar consoante o tipo de amostra (11)

A imunofenotipagem é essencial para o diagnóstico da leucemia linfoblástica aguda (LLA) de linhagem B ou T. A técnica é também importante no diagnóstico da leucemia mieloide aguda (LMA) M0 e M7 e da LMA com um fenótipo eritroide precoce, incluindo a leucemia bifenotípica e a leucemia de células estaminais indiferenciadas (1).

Está disponível comercialmente uma grande variedade de anticorpos específicos para antigénios celulares hematopoiéticos. A coloração imunocitoquímica de sangue fresco ou de suspensões de células da medula óssea e a análise por citometria de fluxo estão a tornar-se cada vez mais comuns nos laboratórios clínicos. O citómetro de fluxo detecta tanto os dados de dispersão da luz como a presença de anticorpos específicos marcados com fluorocromos que se ligaram à superfície das células. A utilização de diferentes fluorocromos pode permitir o estudo simultâneo de mais do que um anticorpo na mesma célula, através de diferentes comprimentos de onda de excitação (11).

A análise dos marcadores celulares ajuda a diagnosticar com precisão os linfomas e as leucemias, a enumerar os subconjuntos de células T e a identificar as células tumorais. Além disso, avanços recentes permitiram a deteção de antigénios intracitoplasmáticos ou nucleares, como a mieloperoxidase e a TdT, através da análise citométrica de fluxo. Em muitos casos, particularmente nas leucemias agudas, a análise citométrica de fluxo de uma leucemia aguda fornece mais informações do que a coloração citoquímica (11). A imunofenotipagem pode ser efectuada em células mononucleares isoladas ou em amostras de sangue total utilizando soluções de lise. A imunofenotipagem através do método de citometria de fluxo é descrita no anexo.

4.4 Citogenética e técnicas moleculares

Os cromossomas das células em metafase podem ser analisados microscopicamente utilizando a técnica citogenética. Utilizam-se Giemsa ou outros corantes citológicos (por exemplo, fluorescentes) para desenvolver um padrão de bandas dos cromossomas. Esta técnica é complementada pela Hibridização In Situ por Fluorescência (FISH) (1). Muitas doenças hematológicas malignas e pré-malignas estão associadas a alterações citogenéticas específicas que podem ser detectadas utilizando preparações cromossómicas padrão e técnicas de hibridação in situ marcadas com fluorescência. As alterações incluem a diferença no número de cromossomas, translocações e inversões do material genético. Estas alterações cromossómicas estão frequentemente associadas à ativação ou ao aumento da transcrição de oncogenes e podem contribuir para a aquisição de um fenótipo maligno.

A análise citogenética tornou-se importante no diagnóstico de doenças hematológicas, na identificação de subgrupos de prognóstico específicos e na monitorização da progressão da doença ou da doença residual após a terapêutica, sendo parte integrante da classificação mais atual das doenças malignas hematológicas, como a classificação da Organização Mundial de Saúde (11).

Para além da análise morfológica padrão e da citogenética, foi desenvolvida tecnologia que permite a análise de alterações moleculares em doenças hematológicas malignas, como a leucemia. A análise genética molecular pode basear-se na análise do ADN através de técnicas como a análise Southern blot ou a reação em cadeia da polimerase (PCR) ou na análise do ARN através da transcriptase reversa PCR (RT-PCR). O objetivo da análise genética molecular pode ser o estabelecimento da clonalidade, através da deteção de um rearranjo dos genes da imunoglobulina ou do recetor das células T (TCR) na LLA, ou a identificação de um rearranjo molecular caraterístico de um tipo específico de LMA ou LLA.

Através da utilização de técnicas de Southern blot e de reação em cadeia da polimerase (PCR), as proliferações hematopoiéticas podem ser estudadas para detetar alterações genéticas associadas ao desenvolvimento de malignidade.

Os testes moleculares e citogenéticos comuns incluem as translocações bcr-abl observadas na leucemia mielogénica crónica e na leucemia aguda, as translocações bcl-2 caraterísticas dos linfomas foliculares e a translocação t(15;17) associada à leucemia promielocítica. Os estudos moleculares têm uma vantagem sobre as análises morfológicas e citogenéticas convencionais, na medida em que podem detetar populações muito pequenas de células malignas (apenas 1 a 5% das células de uma amostra) e podem levar a uma conclusão mais rápida dos testes (especialmente com testes baseados na PCR)(1,11)

A amostragem é fundamental para uma análise citogenética exacta das neoplasias malignas. A medula óssea é a amostra adequada para o diagnóstico citológico da leucemia. Nos casos em que a medula óssea não pode ser aspirada, pode ser utilizado sangue, se este contiver mais de 10% de blastos. Uma amostra de biópsia de núcleo de medula óssea também pode, por vezes, ser processada com sucesso para permitir o estudo de células em mitose. A amostra deve ser aspirada para uma seringa estéril revestida com heparina sódica sem conservantes, para evitar a coagulação, e depois transferida para um tubo estéril com heparina sem conservantes. A análise também pode ser efectuada com sangue periférico e, nesse caso, devem ser colhidos assepticamente pelo menos 10 ml de sangue para uma seringa heparinizada estéril e transferidos para um tubo estéril também com heparina (11).

O processamento imediato da amostra após a colheita é necessário para uma análise citogenética correta, uma vez que o atraso no processamento pode comprometer a viabilidade celular. A probabilidade de uma análise bem sucedida de amostras de leucemia linfocítica aguda (LLA), em particular, é afetada negativamente por atrasos no processamento. Além disso, as células das amostras hipercelulares também têm menos probabilidades de serem estudadas com êxito na sequência de atrasos no processamento. Se for inevitável o atraso no processamento das amostras de origem medular, a viabilidade celular pode ser mantida conservando-as à temperatura ambiente em meio de cultura. As amostras citogenéticas não devem ser congeladas.

Testes habitualmente utilizados descritos em citogenética e estudos moleculares de leucemia

Análise Southern Blot - A análise Southern Blot permite determinar o número de cópias, a organização e a estrutura interna de qualquer gene. A técnica envolve a imobilização de ácidos nucleicos num filtro. Resumidamente, o ADN genómico de elevado peso molecular é tratado, normalmente, com um painel de enzimas de restrição e as digestões resultantes são fraccionadas por eletroforese em gel de agarose. Estes fragmentos de restrição são desnaturados no gel e transferidos para uma réplica de filtro. O gene de interesse é então identificado por hibridação com uma sonda marcada e a sua estrutura é analisada a partir dos padrões de hibridação (11).

Hibridação in situ - Se a sonda de ADN for biotinilada, podem ser utilizadas moléculas fluorescentes conjugadas com avidina para amplificar o sinal de hibridação numa aplicação da técnica denominada hibridação in situ fluorescente. A técnica de hibridação in situ fluorescente tem sido de grande utilidade na deteção de perdas, ganhos ou rearranjos de regiões cromossómicas específicas em células tumorais. A hibridação genómica comparativa é uma adaptação da hibridação in situ em que é efectuada uma análise de todo o genoma para identificar regiões com ganhos ou perdas específicas do tumor. Esta técnica envolve a hibridação de preparações celulares metafásicas com quantidades iguais de ADN do sujeito e de referência marcadas com corantes que fluorescem nos comprimentos de onda vermelho e verde. As regiões que hibridizam igualmente bem com o ADN do sujeito e de referência aparecem a amarelo (vermelho + verde), enquanto as regiões hibridizadas com ADN sub ou sobre-representado aparecem a vermelho ou verde (11).

Reação em cadeia da polimerase - A PCR é um método para amplificar a sequência genómica ou de ADNc. Na sua aplicação habitual, dois oligonucleótidos orientados em direcções opostas e complementares a sequências em cada extremidade da região de interesse funcionam como iniciadores para uma polimerase de ADN. Uma mistura de reação que contém um modelo de ADN, iniciadores e trifosfatos de desoxinucleótidos é aquecida a uma temperatura de 94 a 95°C para efetuar a separação das cadeias de ADN e depois arrefecida para permitir que os oligonucleótidos se liguem. A extensão do iniciador é efectuada a alta temperatura, normalmente 72°C, através da inclusão de uma DNA polimerase estável ao calor, e estas reacções, que compreendem um ciclo completo, são depois repetidas cerca de 20 a 40 vezes. Devido à sua natureza exponencial, são geradas 2 n cópias da sequência englobada pelos dois iniciadores, em que n representa o número total de ciclos efectuados. A técnica é extraordinariamente sensível e capaz de detetar, por exemplo, a presença de uma única célula maligna num milhão de células normais (11).

CAPÍTULO 5. CLASSIFICAÇÃO DAS LEUCEMIAS

5.1LEUKEMIA vs LEUKEMOID rxn

O termo "reação leucemóide" refere-se a um quadro hematológico que simula uma leucemia mas que é, na realidade, reativo. Em alguns casos, uma contagem elevada de leucócitos pode estar associada a neutrofilia reactiva durante uma infeção bacteriana. A contagem de neutrófilos está aumentada em recém-nascidos e durante a gravidez e o período pós-parto. A neutrofilia é mais frequentemente causada por infeção bacteriana, traumatismo, cirurgia e lesão de tecidos. As leucemias mielóides crónicas e as doenças mieloproliferativas são causas menos comuns de neutrofilia. Por isso, antes de preceder uma amostra com uma contagem elevada de leucócitos acima do normal como uma amostra leucémica, é importante diferenciar a leucocitose se for causada por uma reação leucemóide. Segue-se uma tabela para comparação das alterações na reação leucemóide e na LMC. Além disso, foram apresentadas algumas caraterísticas morfológicas dos neutrófilos que ocorrem na reação leucemóide (13).

Comparação: Reação leucemóide vs. LMC

Parâmetro	Reação leucemóide	CML
Cromossoma Ph	Negativo	Positivo (Cerca de 90%)
LAP (NAP)	Aumento	Diminuído
WBC	Raramente > 50.000	Frequentemente > 50 000
Diferencial	Polys. Bandas, Metas	Toda a série granulocítica
Granulação tóxica	Positivo	Negativo
Basofilia, Eosinofilia	Negativo	Positivo

TABELA 5.1 Comparação: Reação leucemóide vs. LMC

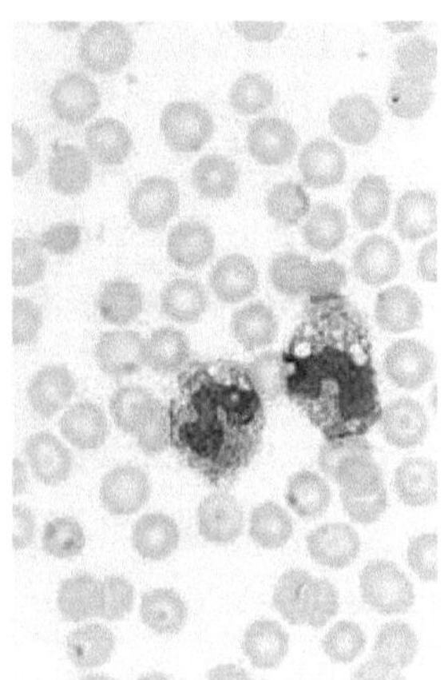

Fig 5.2 Alterações reactivas dos neutrófilos na infeção bacteriana

Filme de sangue periférico numa infeção bacteriana mostrando alterações reactivas nos neutrófilos - desvio à esquerda, granulação tóxica e vacuolação. Destas alterações, a vacuolação citoplasmática é a mais específica da infeção bacteriana

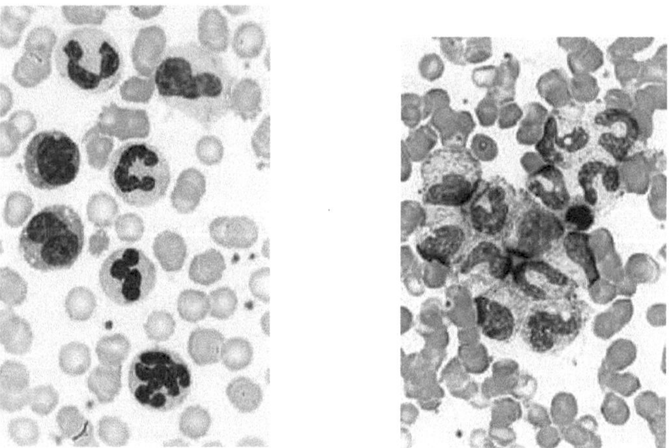

Fig 5. 3 Reação leucemóide na infeção bacteriana (A, B)

Filme de sangue de um doente com infeção bacteriana que mostra uma reação leucemóide Este filme mostra neofilia e monocitose e simula uma leucemia mielomonocítica crónica. Existe um macropolícito. Para ver outras alterações tóxicas marcantes na infeção bacteriana, ver a figura em B (20).

5.2 LEUCEMIA MIELOGÉNICA VERSUS LEUCEMIA LINFOCÍTICA

As leucemias podem ser divididas em mieloide, linfoide e bifenotípica. A leucemia também é classificada de acordo com o tipo de glóbulo branco que se está a multiplicar, ou seja, linfócitos (células do sistema imunitário), granulócitos (células que destroem bactérias) ou monócitos (células formadoras de macrófagos). Se os glóbulos brancos anormais forem principalmente granulócitos ou monócitos, a leucemia é classificada como leucemia mielogénica ou mieloide. Por outro lado, se as células sanguíneas anormais surgirem a partir de linfócitos da medula óssea, o cancro é designado por leucemia linfocítica. E se a maioria da população celular contiver tanto células mielóides como linfóides, pode ser classificada como leucemia bifenotípica.

Outros cancros, conhecidos como linfomas, desenvolvem-se a partir de linfócitos dos gânglios linfáticos, do baço e de outros órgãos. Estes cancros não têm origem na medula óssea e têm um comportamento biológico diferente da leucemia linfocítica (14).

5.3 *LEUCEMIA AGUDA VERSUS LEUCEMIA CRÓNICA*

A leucemia é aguda ou crónica, linfocítica ou mielogénica. Na leucemia aguda, as células sanguíneas anómalas são blastos que permanecem muito imaturos e não conseguem desempenhar as suas funções normais. O número de blastos aumenta rapidamente e a doença agrava-se rapidamente. Existem diferentes tipos de leucemias agudas. As leucemias agudas diferem das leucemias crónicas na medida em que as células leucémicas são células primitivas ou "blastos" e não descendentes diferenciados.

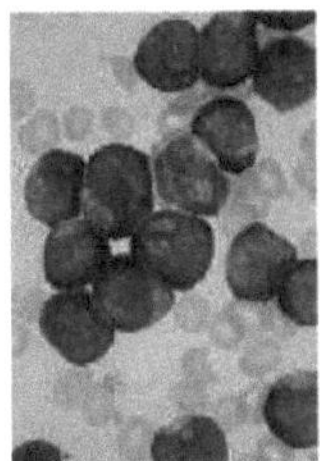

Fig5.4 Leucemia Mielogénica Aguda

Na leucemia crónica, estão presentes alguns blastos, mas, em geral, estas células estão mais maduras e podem desempenhar algumas das suas funções normais. A leucemia crónica refere-se a uma doença em que as células parecem maduras, mas não são completamente normais. As células vivem demasiado tempo e causam uma acumulação de certos tipos de glóbulos brancos. Além disso, o número de blastos aumenta menos rapidamente do que na leucemia aguda. A identificação morfológica das leucemias através do microscópio de luz e das colorações habitualmente conhecidas baseia-se nas caraterísticas celulares. O tipo de leucemia pode ser aguda ou crónica ou da série mieloide ou linfoide, mas o critério de classificação é o mesmo. Para obter um resultado razoavelmente exato, é necessário contar microscopicamente pelo menos 200 células no esfregaço de sangue periférico ou 500 células se se tratar de uma medula óssea (5,10). Com base na classificação da OMS, se o número de blastos for superior a 20%, a leucemia é classificada como aguda em qualquer série celular e se a contagem de blastos for inferior a 20%, a doença é classificada como leucemia crónica(5). Para uma identificação exacta das células imaturas, o diagnóstico morfológico deve ainda ser auxiliado por testes avançados como a citoquímica, a imunofenotipagem e/ou, se possível, a citogenética.

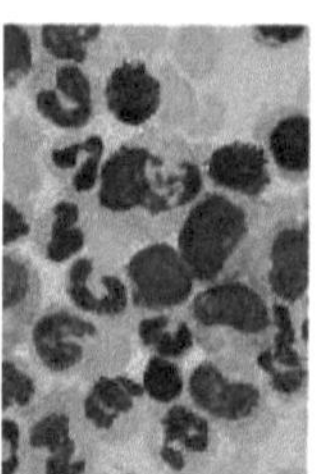

Fig 5.5 Leucemia mieloide crónica

CAPÍTULO 6. DIAGNÓSTICO DIFERENCIAL DA LEUCEMIA

6.1LEUCEMIA AGUDA

O diagnóstico atual da leucemia aguda inclui a morfologia e a citoquímica tradicionais complementadas com análises imunofenotípicas, citogenéticas e de biologia molecular. Esta abordagem multiparamétrica revelou a heterogeneidade biológica das leucemias agudas e permitiu a identificação de síndromes leucémicas com caraterísticas clínicas e biológicas distintas. A morfologia e a citoquímica são de particular importância para a classificação da leucemia mieloide aguda, exceto no caso de certos subtipos, como a leucemia mieloide aguda minimamente diferenciada [LMA-M0] ou a leucemia megacarioblástica aguda [LMA-M7], que requerem análises imunofenotípicas ou ultra-estruturais adicionais. Na leucemia linfoblástica aguda [LLA], a imunofenotipagem é essencial para o diagnóstico e a atribuição de linhagem [LLA de linhagem B e T] dos blastos leucémicos. Além disso, permite a caraterização do estádio de maturação e de determinados subtipos, ou seja, LLA com coexpressão de antigénios mieloides [LLA My+]. As análises citogenéticas e moleculares das células leucémicas contribuíram com informações importantes para a compreensão dos mecanismos patogénicos na leucemogénese e conduziram à definição de grupos de risco prognósticos e ao desenvolvimento de estratégias terapêuticas específicas para cada subtipo ou adaptadas ao risco (15).

6.1.1RESULTADOS SANGUÍNEOS NA LEUCEMIA AGUDA

A anemia é uma caraterística constante. O tempo de vida dos glóbulos vermelhos pode estar ligeiramente reduzido, mas a principal causa de anemia é a produção inadequada de glóbulos vermelhos. A contagem de reticulócitos situa-se normalmente entre 0,5 e 2%. A morfologia dos glóbulos vermelhos é ligeiramente anormal devido à variação do tamanho das células e, ocasionalmente, aos poiquilócitos. Podem estar presentes glóbulos vermelhos nucleados ou eritrócitos pontilhados. Menos frequentemente, podem ocorrer anomalias extremas do tamanho, forma e teor de hemoglobina dos glóbulos vermelhos.

A trombocitopenia está quase sempre presente na altura do diagnóstico. O mecanismo da trombocitopenia é uma combinação de produção inadequada e diminuição da sobrevivência dos platelados, e mais de metade dos doentes têm uma contagem de platelados inferior a 50.000/mm cubo na altura do diagnóstico. Podem ocorrer plaquetas gigantes e plaquetas mal granuladas com anomalias funcionais. Os defeitos na agregação dos platelados são frequentes.

A contagem total de leucócitos é inferior a 5 000/mm cúbico em cerca de metade dos doentes no momento do diagnóstico. A contagem absoluta de neutrófilos é inferior a 1000/mm cúbico em mais de metade dos casos aquando do diagnóstico. Os doentes com uma contagem elevada de leucócitos têm uma baixa proporção de neutrófilos maduros, mas podem ter uma contagem absoluta de neutrófilos normal ou ligeiramente elevada. Podem estar presentes neutrófilos maduros hipersegmentados, hipossegmentados e hipogranulares. As anomalias citoquímicas dos neutrófilos sanguíneos incluem uma atividade baixa ou ausente da mieloeroxidase ou da fosfatase alcalina. Também são comuns os defeitos na fagocitose ou na eliminação microbiana.

Os mieloblastos estão quase sempre presentes no sangue, mas em doentes leucopénicos podem ser pouco frequentes. Uma pesquisa diligente pode descobri-los ou o exame de um concentrado de glóbulos brancos (buffy coat) pode permitir a sua identificação. Os mieloblastos sanguíneos podem variar entre muito raros e 95% do total de leucócitos. Os blastócitos leucómicos clássicos são agranulares, mas podem ocorrer misturas de células imaturas, incluindo células agranulares e ligeiramente granulares, até promielócitos evidentes. Os bastonetes de Auer são inclusões citoplasmáticas elípticas, com cerca de 1,5 micro m de comprimento e 0,5 micro m de largura, que derivam de grânulos azurófilos. Estas inclusões estão presentes nos blastócitos de cerca de um quarto dos casos e, quando presentes, são encontradas apenas numa percentagem muito pequena de blastócitos (16).

6.1.2DIFERENCIAR AML E TODOS

Na Leucemia aguda, a medula óssea contém sempre células blásticas leucémicas. Até 95% das células da medula são blastos na altura do diagnóstico ou da recaída. Os mieloblastos distinguem-se dos linfoblastos por uma de três caraterísticas patognomónicas: reatividade com corantes histoquímicos específicos, bastonetes de Auer nas células ou reatividade com anticorpos monoclonais específicos contra epítopos presentes nos mieloblastos (por exemplo, CD11, CD 13) (16).

Os mieloblastos são geralmente maiores do que os linfoblastos da LLA; o citoplasma é mais abundante, com grânulos azurófilos finos e bastonetes de Auer (grânulos azurófilos cristalizados anormais, particularmente na leucemia promielocítica); cromatina nuclear delicada com 1-4 nucléolos proeminentes; frequentemente células mielóides displásicas em maturação.

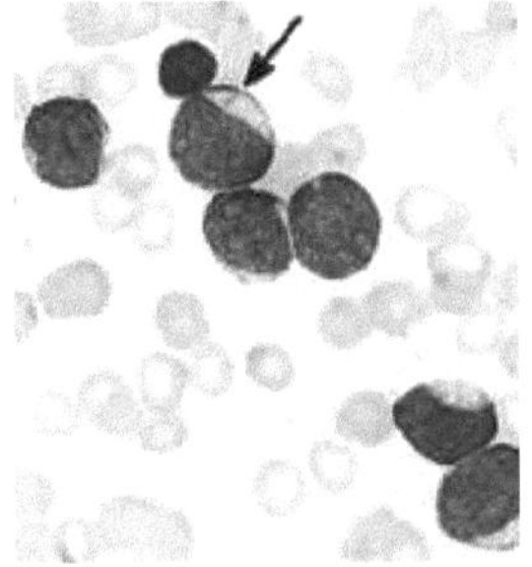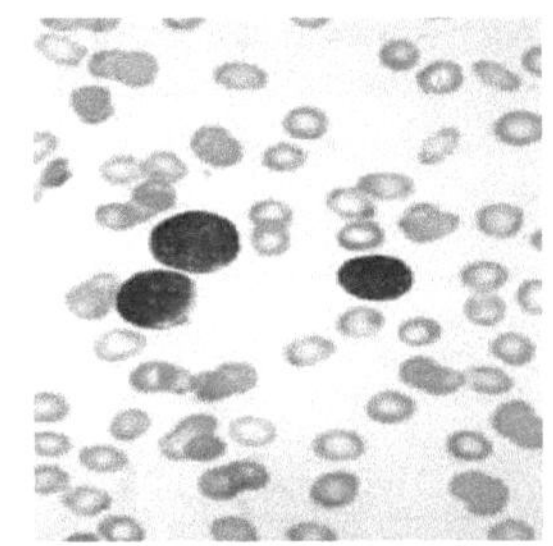

6.1 Leucemia mieloide aguda (A, B): Filme de sangue numa leucemia mieloide aguda (LMA) mostrando seis mieloblastos e um linfócito. Um dos mieloblastos contém um bastão de Auer. Para comparar com a leucemia linfoblástica aguda, ver a figura em B.

Os mieloblastos leucémicos podem reagir à coloração histoquímica para peroxidase, Sudan black B ou naftol AS-D-cloroacetato esterase. Os bastonetes de Auer podem ser encontrados nos blastos da medula óssea em cerca de um quarto dos casos. A presença de bastonetes de Auer nos blastócitos é um diagnóstico de LMA, mas as inclusões nem sempre estão presentes nos mieloblastos. Por outro lado, os linfoblastos são negros e negativos para a mieloperoxidase e, normalmente, negativos para a esterase não específica (NSE). A coloração com ácido perídico (PAS) é frequentemente positiva (16).

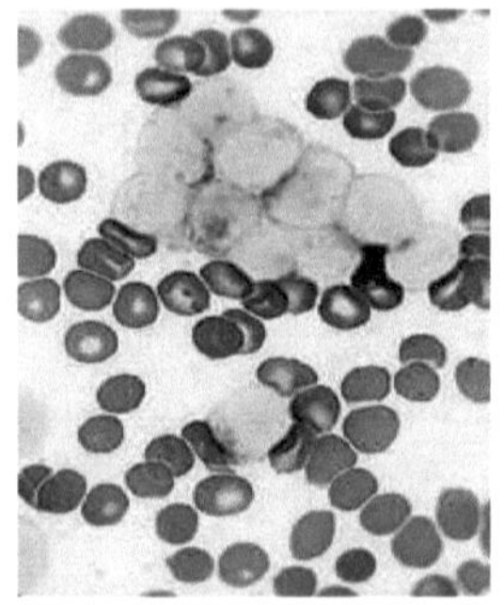

Fig 6.2 Coloração de mieloperoxidase na leucemia mieloide aguda

Aspirado de medula óssea em leucemia mieloide aguda M2 corado com uma coloração de mieloperoxidase que mostra uma positividade granular fina no ytoplasma dos blastócitos. Esta reação positiva mostra que a leucemia é mieloide e não linfoide.

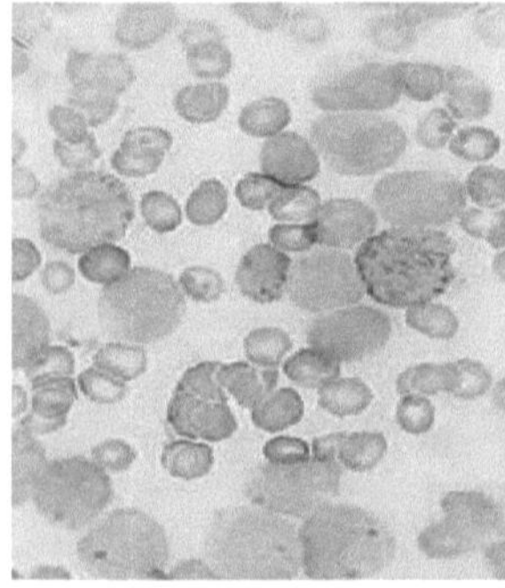

Fig 6.3 Coloração com negro de Sudão B na leucemia mieloide aguda

Aspirado de medula óssea em leucemia mieloide aguda Ml corado com Sudan black B mostrando um blastos com grânulos e bastonetes de Auer. A positividade do Sudan black identifica uma leucemia como mieloide e não linfoide

Quando a imunofenotipagem está disponível, a reação da fosfatase ácida e a reação PAS já não são indicadas para o diagnóstico de LLA. Quando as reacções citoquímicas indicativas de diferenciação mieloide e a imunofenotipagem para antigénios linfóides são ambas negativas, é necessária a imunofenotipagem para demonstrar antigénios mielóides e, assim, identificar casos de M0 (18).

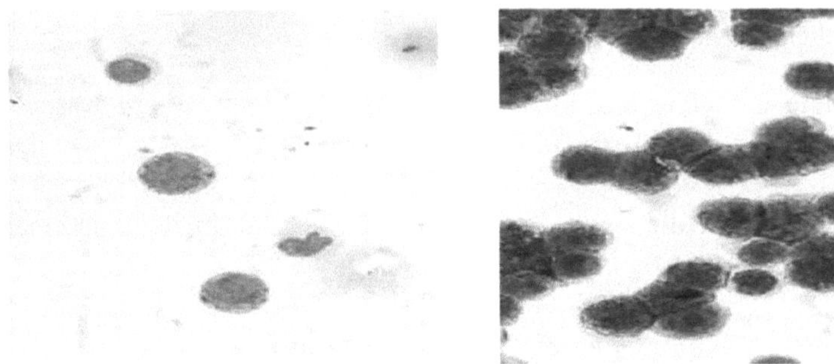

Fig6.4 Imunofenotipagem mostrando positividade para CD13

Imunofenotipagem pela técnica da imunoperoxidase mostrando positividade para CD13 num caso de LMA M0. A aplicação da classificação FAB exige a utilização da imunofenotipagem em todos os casos que não sejam identificados como mielóides por caraterísticas citológicas e citoquímicas. Isto permite um diagnóstico positivo de LLA e o diagnóstico definitivo de LMA M0 e M7.

A diferenciação entre LMA e LLA requer as instalações de um laboratório de hematologia especializado para efetuar a coloração citoquímica e a imunofenotipagem. É necessário um hematologista experiente para efetuar a preparação da medula óssea e classificar a LLA e a LMA (16).

6.1.3 LEUCEMIA MIELOIDE AGUDA

Classificação da Organização Mundial de Saúde (OMS) para a LMA

O sistema de classificação FAB é útil e continua a ser utilizado habitualmente para agrupar a LMA em subtipos. Mas não tem em conta muitos dos factores de prognóstico acima referidos. A Organização Mundial de Saúde (OMS) propôs um novo sistema que inclui alguns destes factores para tentar ajudar a classificar melhor os casos de LMA com base nas perspectivas do doente. Nem todos os médicos utilizam este novo sistema.

O sistema de classificação da OMS divide a LMA em vários grupos alargados:

LMA com determinadas anomalias genéticas

- LMA com uma translocação entre os cromossomas 8 e 21

- LMA com uma translocação ou inversão no cromossoma 16

- LMA com alterações no cromossoma 11

- APL (M3), que normalmente apresenta uma translocação entre os cromossomas 15 e 17

LMA com displasia multilinear (mais do que um tipo de célula mieloide anormal está envolvido)

LMA relacionada com quimioterapia ou radiação anteriores

LMA não especificada (inclui casos de LMA que não se enquadram num dos grupos acima; semelhante à classificação FAB)

- LMA indiferenciada (M0)

- LMA com maturação mínima (M1)

- LMA com maturação (M2)

- leucemia mielomonocítica aguda (M4)

- leucemia monocítica aguda (M5)

- leucemia eritroide aguda (M6)

- leucemia megacarioblástica aguda (M7)

- leucemia basofílica aguda

- panmielose aguda com fibrose

- sarcoma mieloide (também conhecido como sarcoma granulocítico ou cloroma)

Leucemias agudas indiferenciadas ou bifenotípicas (leucemias que apresentam caraterísticas linfocíticas e mielóides. Por vezes designadas por LLA com marcadores mieloides, LMA com marcadores linfóides ou leucemias de linhagem mista) (17).

As leucemias mielóides foram ainda classificadas pelo grupo FAB. A classificação FAB baseia-se na morfologia, na citoquímica e, até certo ponto, no imunofenótipo.

Quadro 6.1 Resumo simplificado da classificação FAB da leucemia mieloide aguda

M0	LMA com evidência mínima de diferenciação mieloide
M1	Leucemia mieloblástica aguda sem maturação
M2	Leucemia mieloblástica aguda com maturação
M3	Leucemia promielocítica hipergranular aguda e suas variantes
M4	Leucemia mielomonocítica aguda
M5	Leucemia monocítica/monoblástica aguda
M6	Eritroleucemia aguda
M7	Leucemia megacarioblástica aguda

Além disso, existem algumas leucemias mielóides raras que não estão incluídas na classificação FAB, incluindo a leucemia de mastócitos e a leucemia de células de Langerhans (13).

6.1.3.1 Leucemia mieloblástica aguda com diferenciação mínima (LMA M0)
Morfologia

Este subgrupo representa <5% dos casos de LMA em adultos.

Embora este subtipo seja descrito como tendo uma diferenciação mínima, do ponto de vista morfológico, há pouca ou nenhuma evidência de maturação.

O citoplasma é geralmente escasso e de cor cinzenta a azul clara, sem grânulos, *e não se observam bastonetes de Auer*. O rácio nuclear: citoplasmático é elevado. O núcleo é redondo a oval ou irregular e geralmente excêntrico. A cromatina nuclear varia de finamente granular e uniformemente dispersa a ligeiramente aglomerada. Um ou mais nucléolos podem ser visíveis.

A diferenciação ao longo da linha mieloide é mínima ou inexistente e pode ser detectada por microscopia ótica. Apenas pela morfologia, os blastos não podem ser distinguidos daqueles vistos na LMA M1, dos blastos agranulares na LMA M2 e daqueles vistos na LLA L2(19)

Citoquímica

Os blastos são negativos para mieloperoxidase (MPO), negro de Sudão B e esterase inespecífica (NSE).

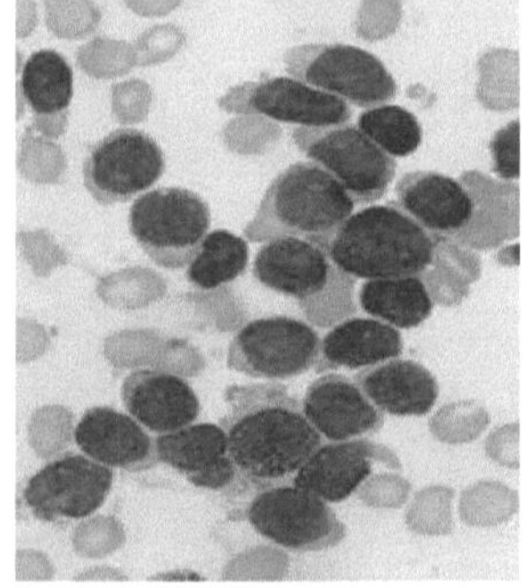

Fig 6.1 Aspirado de medula óssea de LMA M0

Aspirado de medula óssea de um doente com LMA M0 mostrando blastos agranulares que foram negativos com as colorações de mieloperoxidase, Sudan black B e esterase

Imunofenótipo

• Marcadores de células estaminais e de células progenitoras hematopoiéticas: CD34+, HLA- DR+, e TdT+

• Marcadores de linhagem mieloide: CD117+, CD13+ e CD33+. De notar que a coloração citoquímica para MPO é normalmente negativa, mas positiva por imunofenotipagem (marcadores linfóides fracos positivos) (19).

Gráficos de dispersão do contador automático de células sanguíneas na LMA M0

Gráficos de dispersão do contador automático de células sanguíneas (Hl) na LMA M0 mostrando blastos que não têm atividade de peroxidase e, por isso, aparecem na área LUC (célula grande não corada) do gráfico de dispersão do canal da peroxidase [seta verde]. No canal de basófilos/lobularidade, expandem-se para a esquerda do grupo de células mononucleares [seta azul]. Os neutrófilos residuais aparecem como um aglomerado separado do aglomerado de blastos [seta vermelha]. Note-se também o histograma plaquetário plano que indica uma contagem reduzida de plaquetas. Para comparar com gráficos de dispersão do normal, ver abaixo (13).

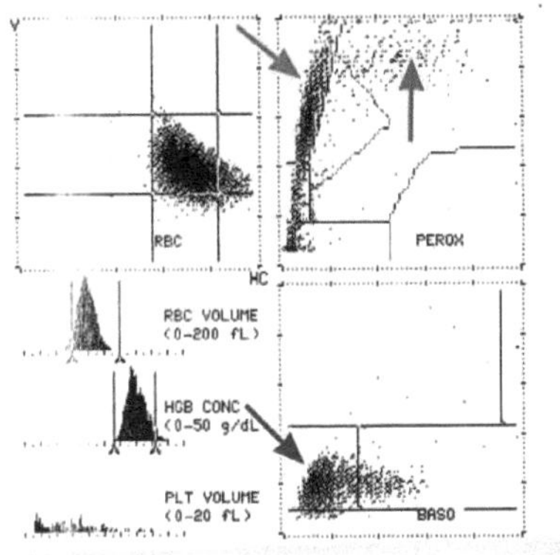
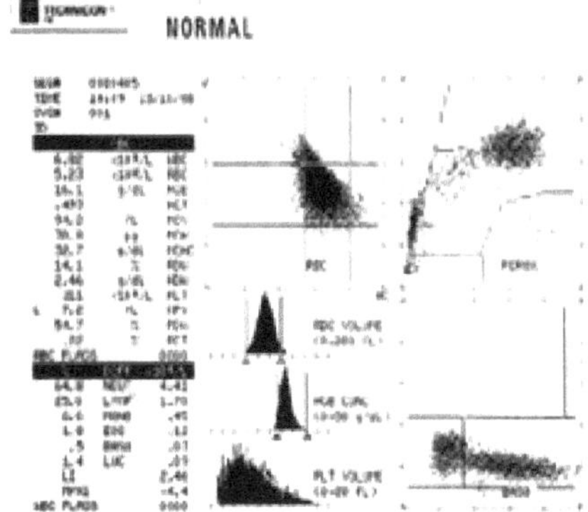

Citogenética

Embora não tenha sido identificada nenhuma anomalia caraterística, os cariótipos complexos e as anomalias dos cromossomas 5, 7 e 11 são relativamente comuns (19).

Critérios para um diagnóstico de LMA M0

Blastos 30% das células nucleadas da medula óssea

Blastos 30% das células não eritróides da medula óssea*

<3% de blastos positivos para o Sudan black B ou para a mieloperoxidase por microscopia ótica

Blastos que demonstraram ser mieloblastos por marcadores imunológicos ou por citoquímica ultra-estrutural

*Excluir também da contagem os linfócitos, os plasmócitos, os macrófagos e os mastócitos (13).

6.1.1.2 Leucemia mieloblástica aguda sem diferenciação (LMA M1)

Morfologia

Este subtipo representa até 20% da LMA em adultos. Neste tipo de leucemia mieloblástica, os mieloblastos estão presentes no sangue e constituem mais de 70% das células da medula óssea. Menos de 15% das células da medula são promielócitos e mielócitos. Os bastonetes de Auer são observados numa minoria de blastos, mas os grânulos azurófilos não são evidentes nos blastos por microscopia ótica (16).

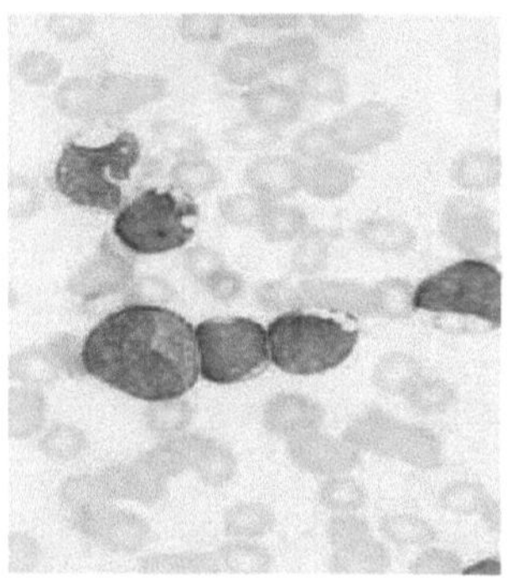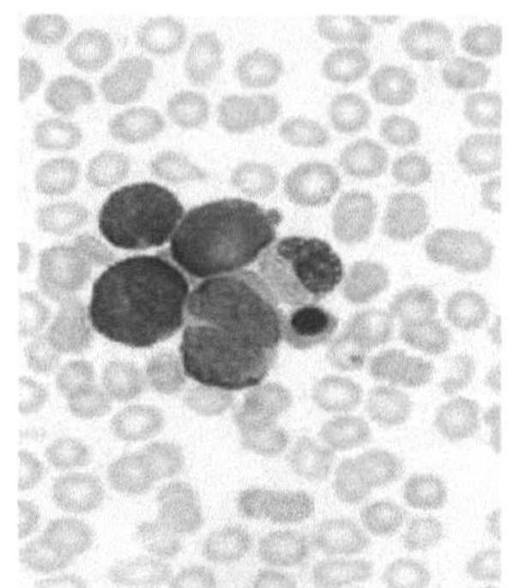

Fig 6.2 LMA M1 (A, B) Filme de sangue periférico em LMA Ml mostrando blastos tipo I e tipo II e um promielócito. Neste caso, os blastos estavam fortemente vacuolizados. Para comparar com um caso de LMA M0, ver a imagem em B .

Apenas pela morfologia, os blastos Ml não podem ser distinguidos dos blastos M0, dos blastos M2 agranulares ou dos blastos L2. **Observa-se uma diferenciação mínima,** geralmente manifestada por **promielócitos** normais dispersos **ou** células neutrofílicas normais **mais maduras**. Neste contexto, se forem observados bastonetes de Auer, como no exemplo acima, é estabelecido o diagnóstico de LMA Ml (19).

Citoquímica:

Pelo menos 5%, mas normalmente uma percentagem muito mais elevada, dos blastos apresentam uma reação positiva quando corados para mieloperoxidase (MPO) ou Sudan black B, e cloroactato esterase, mas negativa para esterase não específica (NSE) (19).

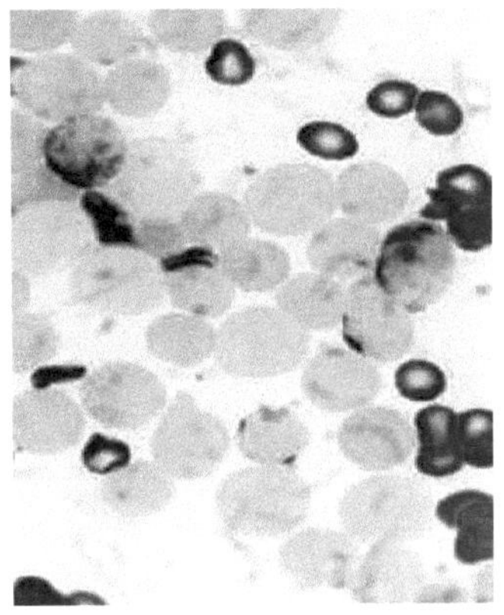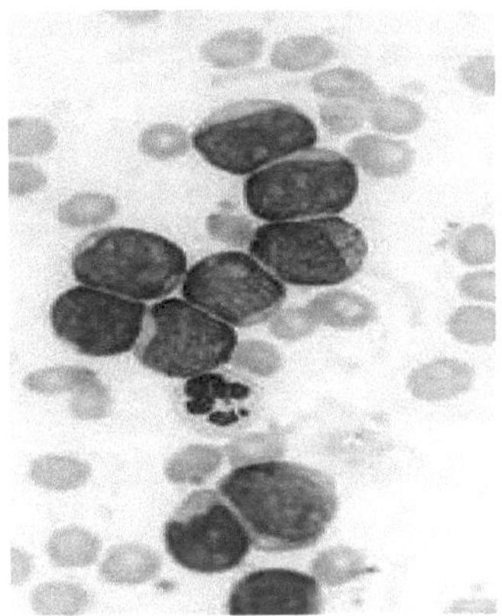

Fig 6.3 Coloração de mieloperoxidase em M1 AML (A,B) Aspirado de medula óssea em Ml AML mostrando uma reação de mieloperoxidase positiva. São visíveis grânulos citoplasmáticos e bastonetes de Auer. Para ver a coloração de rotina do sangue periférico do doente, ver a lâmina em B.

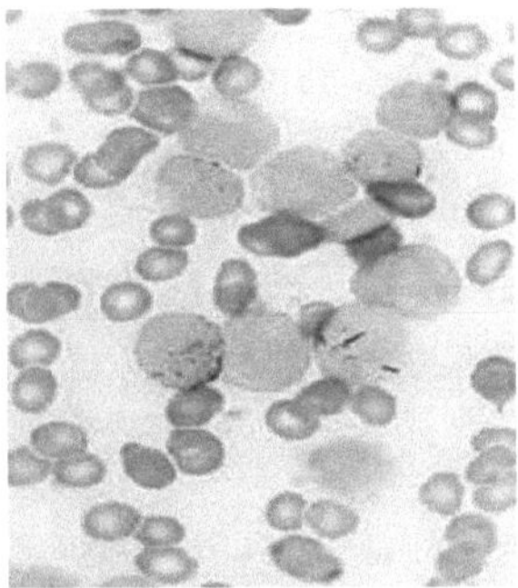

Fig 6.4 Coloração com negro de Sudão B em LMA M1

Aspirado de medula óssea em LMA M1 (o mesmo caso do exame anterior) mostrando uma reação Sudan black B positiva. São visíveis grânulos citoplasmáticos e bastonetes de Auer.

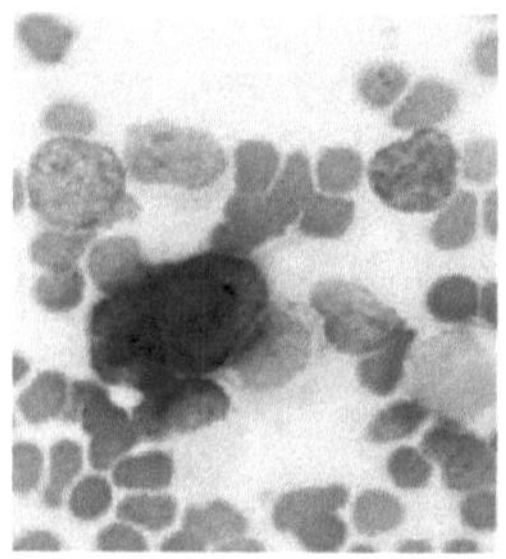

Fig 6.5 Coloração de cloroacetato esterase em Ml AML

Aspirado de medula óssea em LMA M1 (o mesmo caso do exame anterior) mostrando uma reação de esterase de cloroacetato positiva. Os grânulos citoplasmáticos são positivos, mas os bastonetes de Auer não são identificados.

Imunofenótipo:

• Marcadores de células estaminais e de progenitores hematopoiéticos iniciais: CD34+, HLA- DR+, Tdt+

• Marcadores de linhagem mieloide: CD117+, CD13+, CD33+, MPO

Gráficos de dispersão do contador automático de células sanguíneas em Ml AML

Gráficos de dispersão do contador automático de células sanguíneas (H1) em LMA M1 mostrando blastos que têm alguma atividade de peroxidase e que, por isso, se estendem da área LUC (célula grande não corada) do gráfico de dispersão do canal da peroxidase para a área dos neutrófilos [seta verde]. No canal de basófilos/lobularidade, expandem-se para a esquerda do grupo de células mononucleares [seta azul]. Note-se também que a contagem reduzida de plaquetas leva a um histograma de plaquetas plano. .

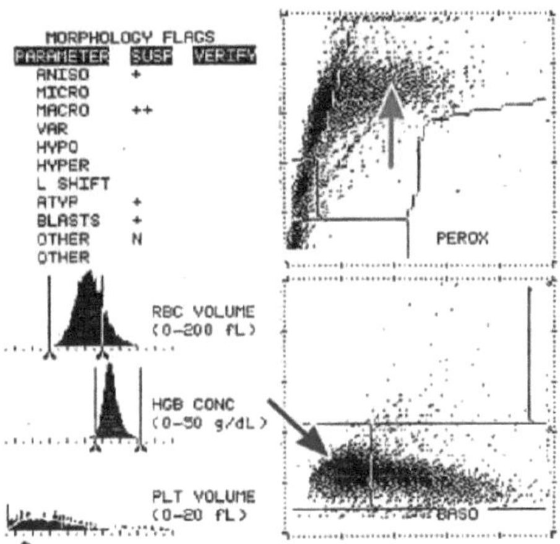

Critérios para um diagnóstico de LMA Ml

Explosão de 30% das células da medula óssea

Explosão de 90% das células não eritróides da medula óssea*

3% de blastos positivos para peroxidase ou negro de Sudão B

Componente monocítico em maturação na medula óssea (promonócitos a monócitos) 10% de células não eritróides

Componente granulocítico em maturação da medula óssea (promielócitos a leucócitos polimorfonucleares) 10% de células não eritróides

*Excluir também da contagem os linfócitos, os plasmócitos, os macrófagos e os mastócitos (13).

6.1.1.3 Leucemia mieloblástica aguda com diferenciação (LMA M2)

Este subtipo é o mais comum nos adultos, representando até 30% dos casos.

Morfologia

A caraterística morfológica é a evidência de maturação até à linha granulocítica *(a,b,c)*, muito mais do que no subtipo <u>M1 de LMA</u>. Estão presentes **células que** amadureceram para além do <u>promielócito</u> (por exemplo, <u>mielócitos, metamielócitos</u>). A maioria das células mais diferenciadas são neutrófilos, mas algumas são <u>eosinófilos</u> e raramente <u>basófilos</u> (podem constituir 30 a 60 % dos granulócitos da medula óssea).

37

Os blastos agranulares (blastos tipo I) não podem ser distinguidos dos blastos M0, Ml ou L2 apenas pela morfologia num esfregaço de sangue periférico corado com Wright-Giemsa ou num aspirado de medula óssea. Estes blastos são semelhantes aos blastos de tipo I, exceto pela presença de um número variável de grânulos azurófilos no citoplasma. <u>Os bastonetes de Auer</u> são frequentemente visíveis (19).

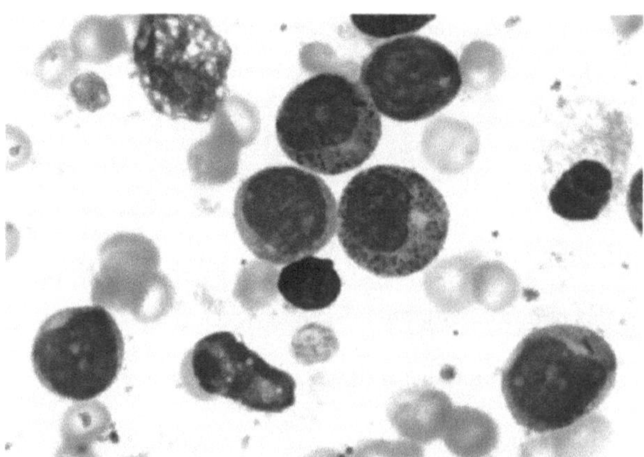

Fig 6.5 (a) **M2 AML-** *Esfregaço de aspirado de medula óssea, coloração de Wright-Giemsa*

É reconhecida uma variante da LMA M2 associada a eosinofilia <u>(M2Eo)</u>. Os eosinófilos podem apresentar atipia ligeira, particularmente nos mais imaturos, caracterizada pelo aparecimento de grânulos citoplasmáticos grosseiros que variam em cor, desde profundamente basófilos, assemelhando-se a grânulos primários ou basófilos, até aos que têm uma cor semelhante a salmão. Os eosinófilos mais maduros geralmente não são atípicos.

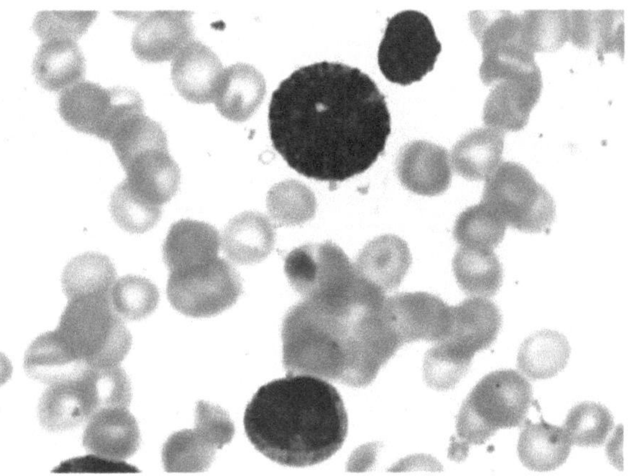

Fig 6.5 (b) ***LMA M2 com eosinofilia (M2Eo)-*** *Esfregaço de aspirado de medula óssea, coloração de Wright-Giemsa*

A leucemia basofílica aguda (M2Ba), um subtipo muito raro, é também um exemplo de LMA com diferenciação - neste caso, na linhagem dos basófilos. Os blastos leucémicos são do tipo II e os grânulos citoplasmáticos são grosseiros e basófilos, semelhantes aos dos basófilos maduros normais, e o citoplasma é de cor basófila e pode conter vacúolos. Algumas das formas mais maduras são frequentemente displásicas *(c)*. Pode ocorrer de novo ou como crise blástica nas doenças mieloproliferativas crónicas.

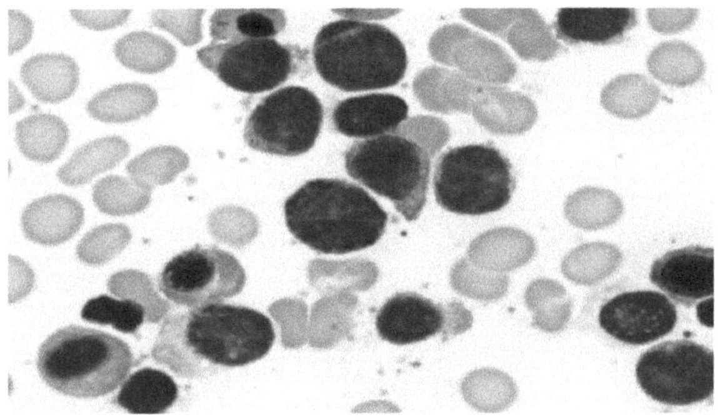

Fig 6.5 *c)* ***LMA M2 com algumas caraterísticas de leucemia basofílica aguda -*** *Esfregaço de aspirado de medula óssea, coloração de Wright-Giemsa*

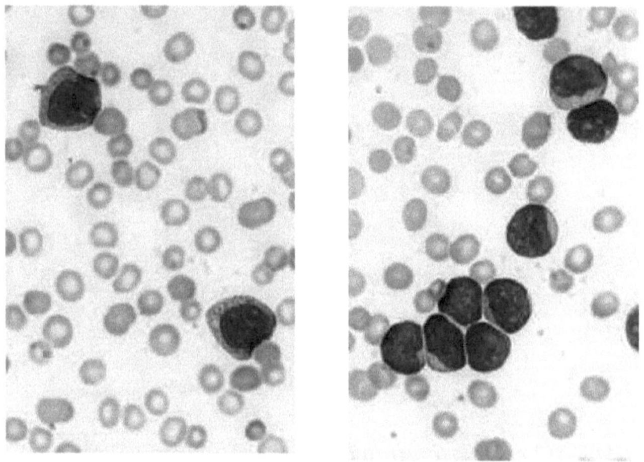

Fig 6.6 Filme de sangue periférico em LMA M2 mostrando células leucémicas que estão a amadurecer para além da fase de blastos. Para comparar com um filme de sangue periférico em LMA Ml, ver o diapositivo ao lado

Citoquímica:

Os blastos são positivos para mieloperoxidase (MPO), Sudan black B e cloroacetato esterase (reflectindo o esforço de maturação abortivo). A coloração inespecífica da esterase é negativa nos blastos agranulares. Na leucemia basofílica aguda, o achado diagnóstico é a positividade metacromática com azul de toluidina (19).

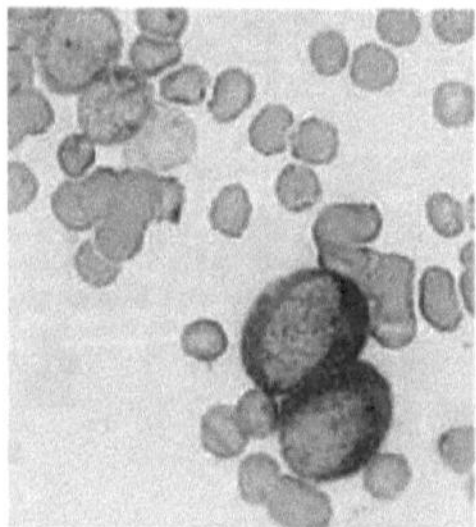

Coloração de cloroacetato esterase

Aspirado de medula óssea em leucemia mieloide aguda M2 corado para a atividade da cloroacetato esterase do naftol AS-D. Esta reação citoquímica é normalmente abreviada para "cloroacetato esterase". Uma coloração de cloroacetato esterase não identifica normalmente os bastonetes de Auer.

Imunofenótipo:

- Marcadores de células estaminais e de células progenitoras hematopoiéticas iniciais: CD34+, HLA-DR+, Tdt±.

- Marcadores de linhagem mieloide: CD117+, CD13+, CD33+ (19).

Gráficos de dispersão do contador automático de células sanguíneas na LMA M2

Gráficos de dispersão do contador automático de células sanguíneas (H1) na LMA M2, mostrando blastos com forte atividade de peroxidase e, por conseguinte, principalmente nas áreas de monócitos e neutrófilos do gráfico de dispersão do canal de peroxidase [seta verde]. No canal de basófilos/lobularidade, expandem-se para a esquerda do grupo de células mononucleares [seta azul]. Também dão origem a sinais anómalos acima do limiar horizontal, causando uma contagem de "basófilos" factualmente elevada. Note-se também que a contagem reduzida de plaquetas conduz a um histograma de plaquetas plano. Para comparar com os gráficos de dispersão na LMA M1, ver o diagrama na página 26 (19).

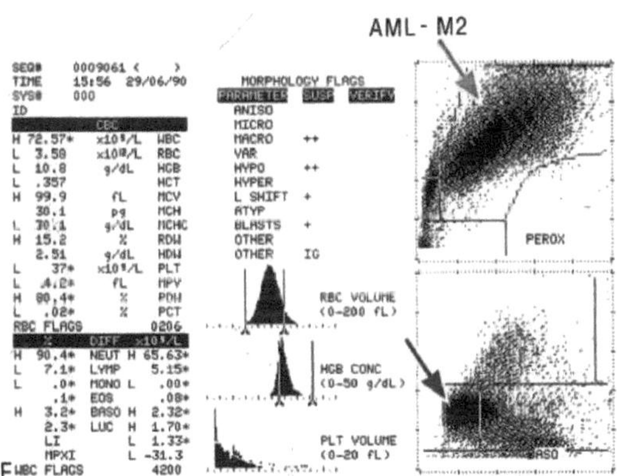

Citogenética:

Uma anomalia citogenética caraterística, t (8; 21), é observada em 30% ou mais dos casos, e é mais frequente nos adultos mais jovens com este subtipo. Não foi identificada nenhuma anomalia citogenética caraterística no subtipo basófilo agudo (19).

Critérios para um diagnóstico de LMA M2

Explosão de 30% das células da medula óssea

Blastos 30-89% das células não eritróides da medula óssea

Componente granulocítico em maturação na medula óssea (promielócitos a leucócitos polimorfonucleares) >10% de células não eritróides

Componente monocítico da medula óssea (monoblastos a monócitos) <20% de células não eritróides e outros critérios para M4 não cumpridos (13).

6.1.1.4 Leucemia promielocítica aguda (M3 AML, APML)

Morfologia

O aspeto das células M3 da LMA numa coloração de Wright-Giemsa do sangue periférico ou do aspirado da medula óssea é essencialmente diagnóstico *(a, b, c)*. A medula óssea contém poucos blastos agranulares e algumas células semelhantes a blastos com grânulos escassos. As células dominantes são os promielócitos leucémicos, que constituem 30 a 90% das células da medula óssea. Ao contrário de outras LMA e LLA, a paragem da maturação não ocorre ao nível dos blastos agranulares, mas sim na fase de promielócito-mielócito tardio.

Os grânulos podem ser muito abundantes e tão densamente compactados que obscurecem parcialmente o núcleo. *Os bastonetes de Auer são frequentemente observados (c)* e podem ocorrer em feixes (células fagot). O tamanho do núcleo varia e a forma é bastante variável, desde redondo, oval, recortado, reniforme, até alguns que têm a aparência de "asas de anjo" *(b)*. A cromatina nuclear é grosseira, variavelmente aglomerada, e os nucléolos podem ou não ser visíveis (19).

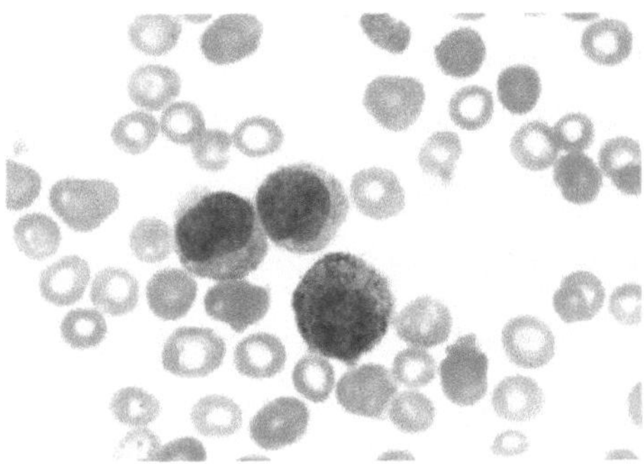

*Fig6.7 (a) **M3 AML-** Esfregaço de aspirado de medula óssea, coloração de Wright-Giemsa*

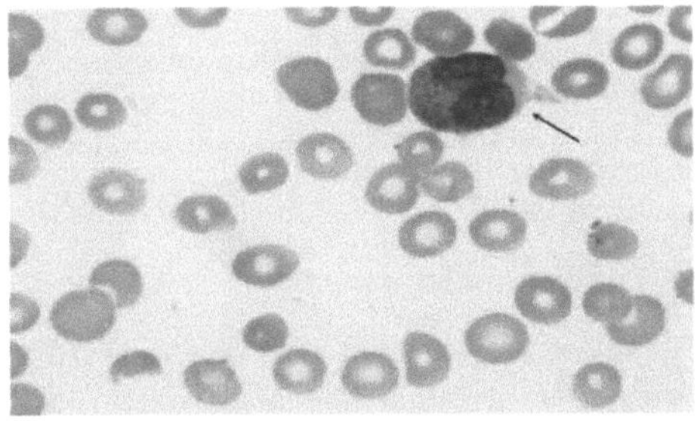

Fig *6.7(b) **LMA M3 com "asas de anjo"** - Esfregaço de aspirado de medula óssea, coloração de Wright-Giemsa*

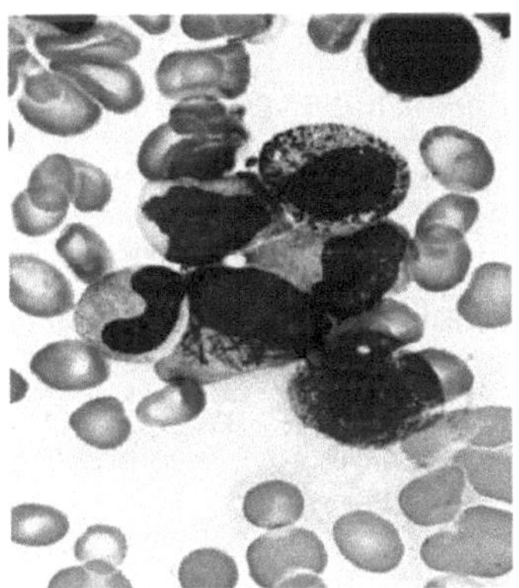

Fig 6.8 (c) Hastes de Auer múltiplas na leucemia promielocítica hipergranular

Filme de sangue periférico em M3 AML mostrando um promielócito hipergranular contendo múltiplos bastonetes de Auer. Estas células são por vezes referidas como "células paneleiras", uma vez que os feixes de bastonetes de Auer se assemelham a um feixe de madeira.

São reconhecidos dois subtipos de LMA M3 com base no aspeto morfológico observado numa coloração de Wright-Giemsa:

- Hipergranular M3 (Clássico): É o subtipo mais comum, representando até 80% dos casos. Como o nome indica, a granulação citoplasmática é proeminente e podem ser observados grânulos grandes (gigantes). *Os bastonetes de Auer são comuns*. É de salientar que é raro haver uma contagem elevada de células leucémicas no sangue na LMA M3, pelo que o aspirado da medula óssea é muito importante para o diagnóstico. (19).

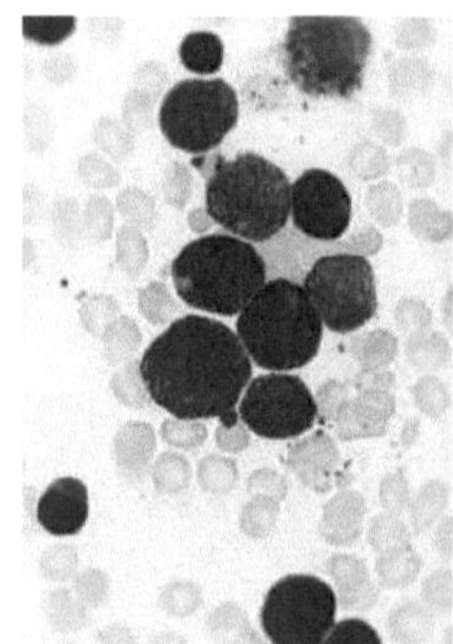

Fig. 6.9 LMA M3 Filme de sangue periférico na LMA M3 mostrando promielócitos hipergranulares. A LMA M3 é também referida como leucemia promielocítica aguda hipergranular. Um dos promielócitos anómalos tem um grânulo gigante

Variante microgranular (hipogranular) (M3v): Mais uma vez, como o nome indica, a granulação é escassa e, em algumas células, não se observam grânulos numa coloração de Wright-Giemsa, apesar de as colorações de mieloperoxidase, Sudan black B e cloroacetato esterase serem fortemente positivas. *Os bastonetes de Auer não são normalmente observados.* . A contagem de glóbulos brancos é normalmente mais elevada neste caso do que no subtipo clássico, no qual a contagem é frequentemente superior a 100.000/cumm (19).

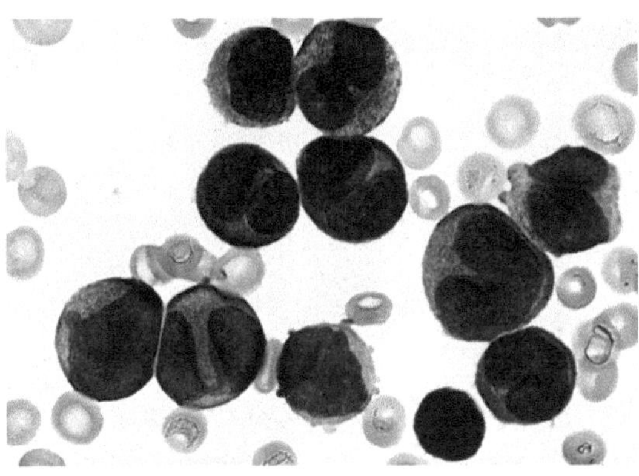

Fig. 6.10 Variante hipogranular da LMA M3

Filme de sangue periférico na variante hipogranular ou micanular da LMA M3 mostrando promielócitos leucémicos com núcleos bilobados caraterísticos. Existem grânulos finos esparsos. Uma célula leucémica tem citoplasma basófilo e projecções citoplasmáticas

A LMA M3 clássica e a variante hipogranular ou microgranular devem ser consideradas como uma entidade única. Para além das contagens mais elevadas de glóbulos brancos na variante M3, apresentam as mesmas caraterísticas clínicas e hematológicas. Apresentam a mesma anomalia citogenética, t(15;17)(q22;q21), e a mesma anomalia genética molecular, um gene de fusão *PML-RAR*. Apresentam a mesma resposta ao tratamento e não diferem em termos de prognóstico (13).

Citoquímica

Os promielócitos leucémicos coram intensamente com naftol-AS D -cloroacetato esterase, mieloperoxidase e Sudan black B .

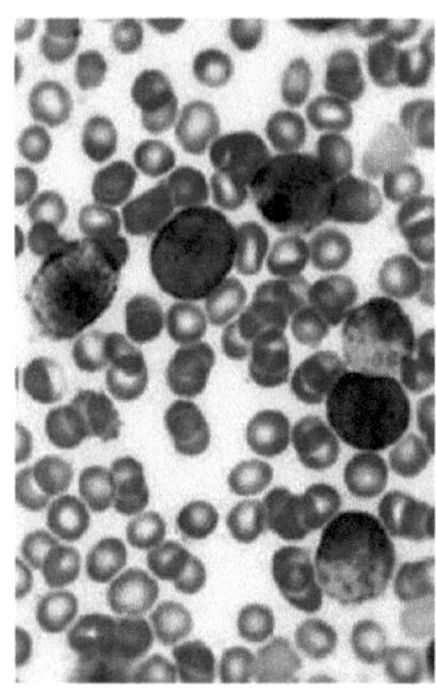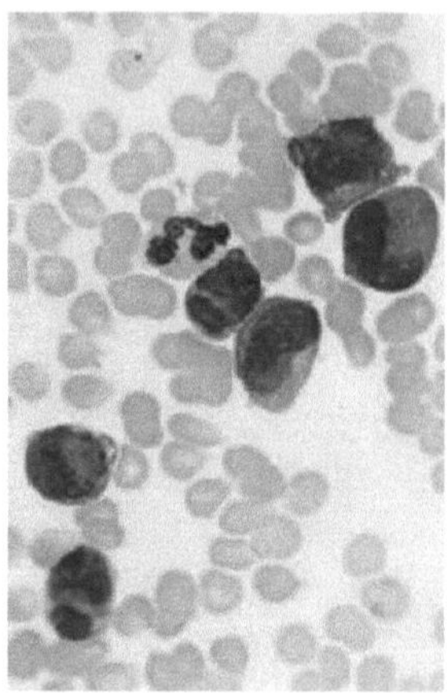

Fig 6.11 Coloração de peroxidase no aspirado de medula óssea em LMA variante M3 A coloração de mieloperoxidase no aspirado de medula óssea em LMA variante M3 mostra que, apesar da hipogranularidade da célula, a reação da peroxidase é muito forte. Para comparar com os filmes de medula óssea corados por rotina do mesmo doente, ver a imagem ao lado.

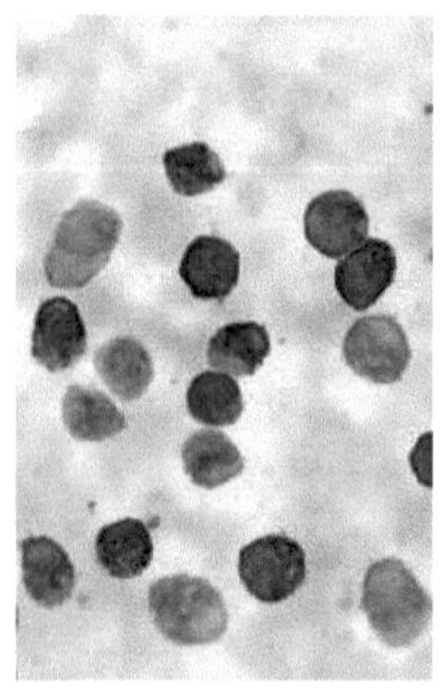

Fig 6.12 Coloração com Sudan black B no aspirado de medula óssea em LMA variante M3

Coloração Sudan black B no aspirado de medula óssea em LMA variante M3 mostrando uma forte positividade granular no citoplasma (o mesmo caso dos dois ecrãs anteriores).

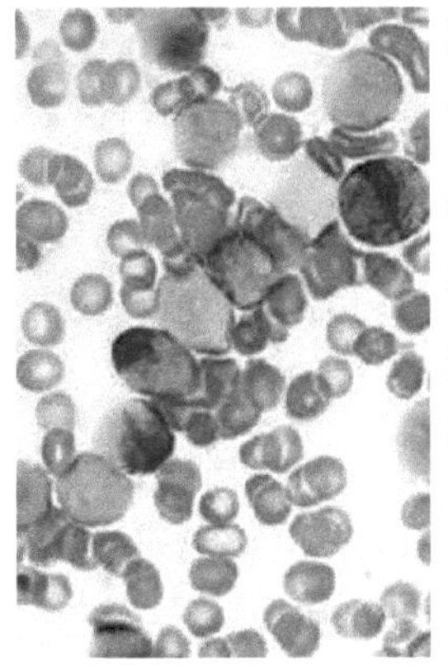

Fig 6.13 Coloração de cloroacetato esterase na LMA variante M3

Coloração de esterase de cloroacetato no aspirado de medula óssea em LMA variante M3 mostrando uma forte positividade granular no citoplasma (o mesmo caso dos três ecrãs anteriores).

Imunofenótipo:

Marcadores de células estaminais e de células progenitoras hematopoiéticas: CD34-, HLA-DR-

- Marcadores de linhagem mieloide: CD13+ e CD33+; CD117- e CD15-(19).

Gráficos de dispersão do contador automático de células sanguíneas em M3 AML

Gráficos de dispersão do contador automático de células sanguíneas (H1) na variante M3 da LMA, mostrando células leucémicas que têm uma atividade de peroxidase muito forte e produzem um aglomerado triangular com a sua base na margem direita do gráfico de dispersão do canal da peroxidase [seta verde]. No canal de basófilos/lobularidade, as células leucémicas expandem-se à esquerda do grupo de células mononucleares [seta azul] e dão origem a sinais anormais que ultrapassam o limiar horizontal, causando pseudobasofilia. Note-se também que a contagem reduzida de plaquetas conduz a um histograma de plaquetas plano. Para comparar com gráficos de dispersão de M2 AML, ver a figura na página 30 (13).

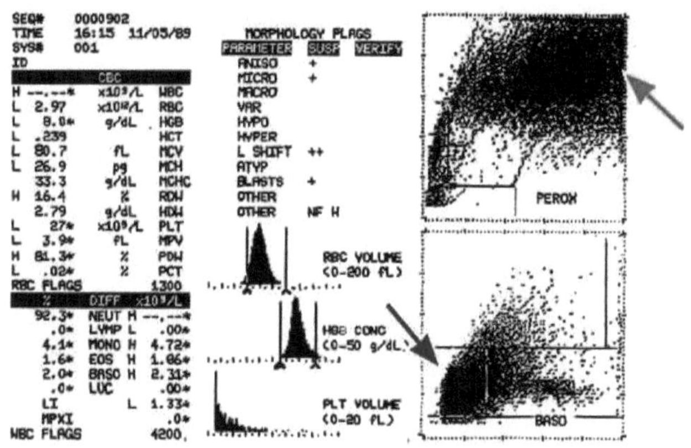

Citogenética:

A anomalia citogenética caraterística e diagnóstica é a t(15;17), e tem o mesmo significado diagnóstico que a t(9;22) na leucemia mielocítica crónica. Trata-se de uma translocação equilibrada do braço longo do cromossoma 17, o locus do gene do recetora do ácido retinóico, para um local no braço longo do cromossoma 15, que é o locus do gene da leucemia promielocítica (PML) (19).

Diagnóstico diferencial:

As caraterísticas morfológicas das células de LMA M3 são diagnósticas na maioria dos casos. Alguns casos de LMA M2 com muitos blastos do tipo II e algumas LMA M4 podem apresentar um problema de diagnóstico e requerem citogenética para diferenciação.

Critérios para um diagnóstico de LMA variante M3

O critério de diagnóstico para a LMA variante M3 é o facto de a medula óssea ser amplamente substituída por promielócitos altamente anormais que aparecem hipogranulares ou agranulares à microscopia ótica e têm núcleos bilobados caraterísticos.

Critérios para um diagnóstico de LMA M3

O diagnóstico de LMA M3 não exige um número específico de blastos. Estes são frequentemente inferiores a 30% porque a célula leucémica dominante é um promielócito anormal e não um blastos. O critério de diagnóstico é o facto de a medula óssea ser largamente substituída por promielócitos hipergranulares anormais que têm o citoplasma repleto de grandes grânulos primários de coloração brilhante. Podem também existir grânulos gigantes e feixes de bastonetes de Auer (19).

6.1.1.5 Leucemia mielomonocítica aguda (M4 AML, leucemia aguda de Naegeli, AMML)

Este subtipo representa até 20% de todas as LMA do adulto e é portador do ep epónimo leucemia monocítica aguda de Naegeli, tendo sido uma das primeiras leucemias bifenotípicas (monócitos-mielócitos) descritas. A natureza bilinear deste subtipo foi posteriormente estabelecida por citoquímica (células clonais coradas para mieloperoxidase e esterase inespecífica) e, mais tarde, por imunofenotipagem. Pensa-se que este subtipo surge de um progenitor hematopoiético precoce com a capacidade de se diferenciar nas linhas mieloide e monocítica (19).

Morfologia

O aspeto morfológico das células clonais varia de mieloblastos e monoblastos típicos a promonócitos e células que são difíceis de classificar como pertencentes a qualquer uma das linhagens *(a)*. As células variam em tamanho e forma, desde mieloblastos e monoblastos típicos até células que mostram caraterísticas de maturação na linhagem monocítica. O citoplasma é escasso naquelas que se assemelham a mieloblastos, mas mais abundante naquelas que demonstram diferenciação na linhagem monocítica *(a)*. Nas células mais diferenciadas, observam-se grânulos citoplasmáticos que se assemelham a promonócitos (granulação fina com um aspeto de "sal e pimenta"). *Podem ser observados bastonetes de Auer (b)*. O rácio nuclear:citoplasmático é bastante variável, dependendo do grau de maturação da linhagem monocítica. Tal como na diferenciação monocítica normal, a indentação nuclear é observada numa fase mais imatura do que nas células da linhagem mieloide. O núcleo é bastante variável em tamanho e forma, e os nucléolos são especialmente proeminentes nas células com caraterísticas monoblásticas e promonocíticas (19).

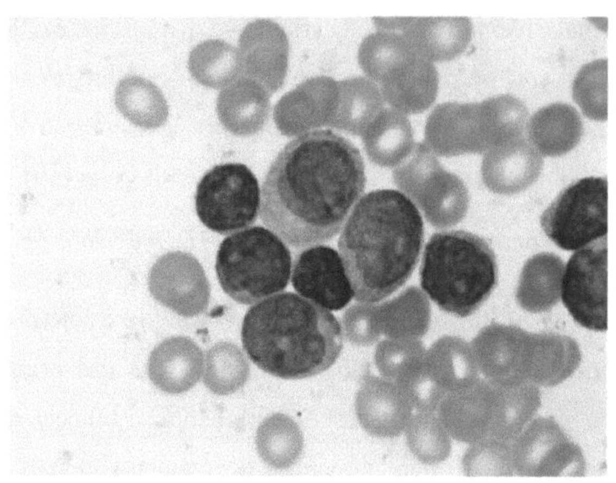

6.14 *(a)* **M4 AML-** *Esfregaço de aspirado de medula óssea, coloração de Wright-Giemsa*

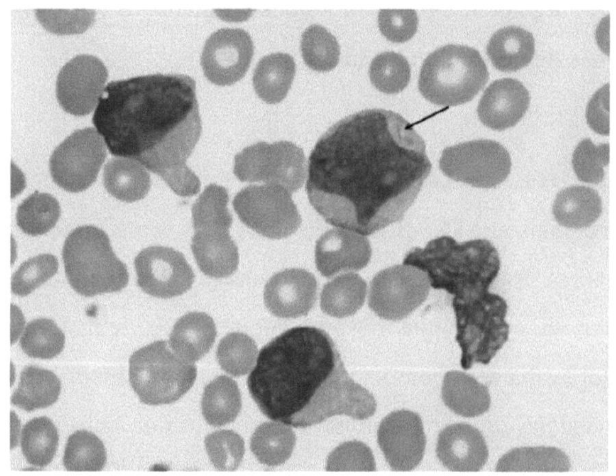

6.14 *(b)* **LMA M4 com bastonetes de Auer e blastos com aspeto de espelho de mão -**

Esfregaço de aspirado de medula óssea, coloração de Wright-Giema

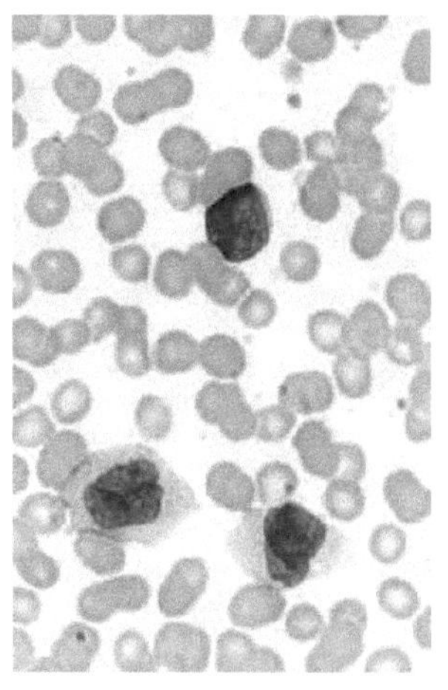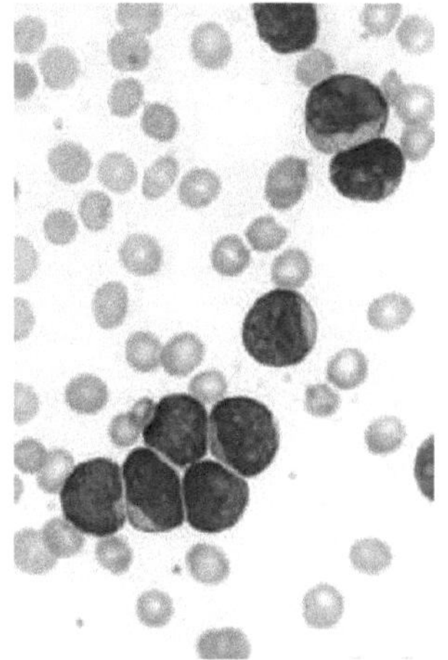

Fig. 6.15 M4 AM

Filme de sangue periférico em M4 AML mostrando dois monoblastos e um mieloblasto. Note-se que os monoblastos são células grandes com citoplasma volumoso. Os seus núcleos são por vezes lobulados e o citoplasma pode estar vacuolado. O mieloblasto é uma célula mais pequena com uma relação núcleo-citoplasma mais elevada. Este mieloblasto é um mieloblasto de tipo I. Para comparar com uma população uniforme de mieloblastos em Ml AML, ver a imagem ao lado.

Uma variante da M4, designada por M4Eo, está atualmente bem caracterizada, tanto a nível morfológico como citogenético, e pode representar até 10% dc todas as LMA em adultos, ocorrendo normalmente numa idade mais jovem. Para além dos achados morfológicos observados na LMA M4, está presente um número variável de eosinófilos em diferenciação, por vezes até 50% ou mais das células nucleadas num aspirado de medula óssea. Os eosinófilos são atípicos (displásicos), especialmente os que se encontram na fase de promielócitos tardios e mielócitos iniciais *(c)*. Observam-se grânulos basófilos grosseiros com um número variável de grânulos eosinofílicos. Os eosinófilos mais maduros são menos atípicos. O quadro morfológico é diagnóstico e está associado à anomalia citogenética inv (16) (19).

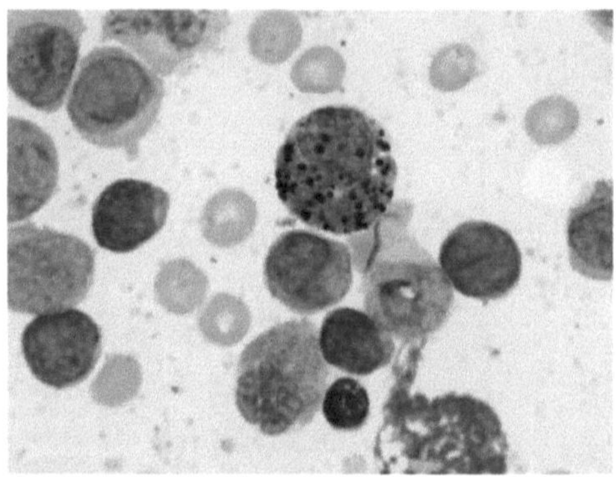

Fig 6.14c) **M4Eo AML com eosinófilos jovens atípicos** *- Esfregaço de aspirado de medula óssea, coloração de Wright-Giemsa*

Citoquímica:

As células clonais apresentam coloração positiva para os marcadores mieloides, mieloperoxidase (MPO) *(d)* e cloroacetato esterase, e para o marcador monocítico, esterase inespecífica (NSE) *(e)*, que não é inibido pelo flouride. As células com caraterísticas de mieloblastos apresentam maior positividade para MPO, enquanto as células com caraterísticas de monócitos apresentam maior positividade para NSE - algumas células coram com ambos. No subtipo M4Eo, os eosinófilos coram-se como neutrófilos normais (por exemplo, MPO+, Sudan black B+, NSE+) e não como eosinófilos normais (19).

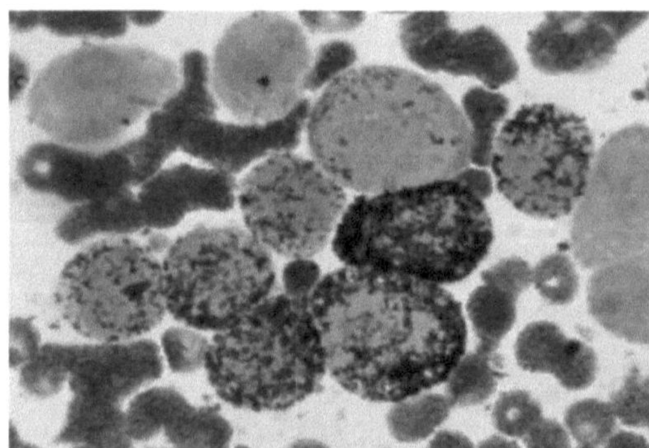

Fig 6.14 (d) **M4 AML-** *Esfregaço de aspirado de medula óssea, coloração de mieloperoxidase (MPO)*

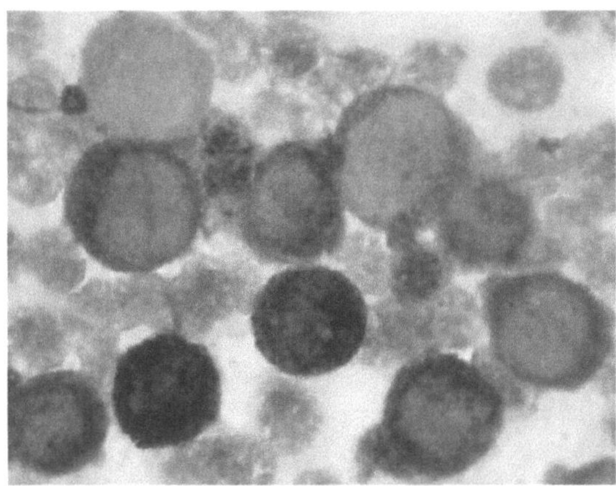

Fig *6.14(e)* **M4 AML-** *Esfregaço de aspirado de medula óssea, coloração com esterase não específica (NSE)*

Imunofenótipo:

• Marcadores de células estaminais e de células progenitoras hematopoiéticas - positividade de CD34 variável no subtipo M4, mas geralmente fortemente positiva no subtipo M4Eo

• Marcadores de linhagem mieloide - CD13+, CD33±

• Marcadores de linhagem de monócitos - CD14+, CD116±, CD11c±, CD4± (19).

Gráficos de dispersão do contador automático de células sanguíneas em M4 AML

Gráficos de dispersão do contador automático de células sanguíneas (H1) na LMA M4 mostrando uma mistura de blastos sem atividade de peroxidase (provavelmente monoblastos) na caixa LUC e blastos com atividade de peroxidase variável (provavelmente mieloblastos) nas áreas de monócitos e neutrófilos do gráfico de dispersão do canal de peroxidase [setas verdes]. No canal de basófilos/lobularidade, os blastos expandem-se à esquerda do aglomerado de células mononucleares [seta azul] e extravasam para a área dos basófilos. Note-se também que a contagem reduzida de plaquetas leva a um histograma de plaquetas plano. Para comparar com gráficos de dispersão de M2 AML, ver a figura na página 30 (14).

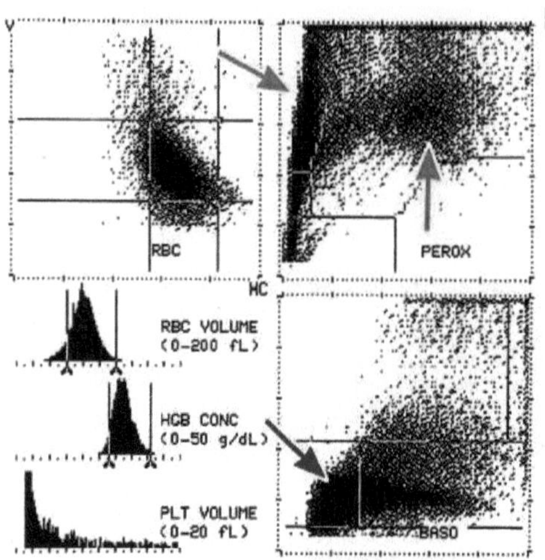

Gráficos de dispersão do contador automático de células sanguíneas na LMA M4Eo

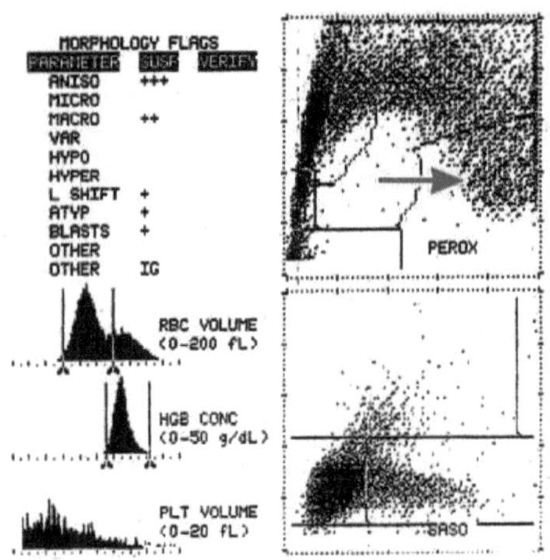

Gráficos de dispersão do contador automático de células sanguíneas (H1) na LMA M4Eo. Os gráficos de dispersão assemelham-se aos da LMA M4, exceto no que diz respeito a um grupo de células com uma atividade de peroxidase muito forte na área dos eosinófilos [seta vermelha]. Para comparar com os gráficos de dispersão da LMA M4, ver a figura acima.

Citogenética:

A anomalia citogenética caraterística encontrada no subtipo M4Eo é a inv(16).

Critérios para um diagnóstico de LMA M4

Explosão de 30% das células da medula óssea

Blastos 30% das células não eritróides da medula óssea

Componente granulocítico da medula óssea (mieloblastos a leucócitos polimorfonucleares) 20% de células não eritróides

Componente monocítico significativo, conforme demonstrado por um dos seguintes factores

Componente monocítico da medula óssea (monoblastos a monócitos) 20 de células não eritróides e componente monocítico do sangue periférico 5 x 10^9 /l, *ou*

Componente monocítico da medula óssea (monoblastos a monócitos) 20% de células não eritróides e confirmado por citoquímica ou aumento da concentração de lisozima no soro ou na urina, *ou*

Medula óssea semelhante a M2 mas componente de monócitos do sangue periférico 5 x 10^9 /l e confirmado por citoquímica ou aumento da concentração de lisozima no soro ou na urina (13).

6.1.1.6 *Leucemia monoblástica aguda (M5 AML, leucemia monoblástica aguda de Schilling, AMoL)*

Este subtipo representa até 9% de todas as LMAs em adultos.

Morfologia

São reconhecidas duas variantes morfológicas, M5a (sem diferenciação) e M5b (com diferenciação). O critério FAB para o diagnóstico de LMA M5a é que 80% ou mais das células não eritróides num aspirado de medula óssea sejam monoblastos, promonócitos e monócitos; este critério não se torna um problema na maioria dos casos. A célula predominante presente é um monoblasto com pouca ou nenhuma diferenciação. Os blastos variam em tamanho, mas a maioria tem cerca de 1½ - 2 vezes o tamanho de um neutrófilo segmentado normal. O citoplasma é abundante, embora o rácio nuclear: citoplasmático varie, e a cor varia de azul médio a azul escuro, e os grânulos geralmente não são visíveis. Podem ser observados vacúolos. *Não são observados <u>bastonetes de Auer</u>.* O núcleo varia ligeiramente em tamanho e forma, a cromatina é fina e pode ser visível uma coloração clara com um ou mais nucléolos proeminentes. A variante M5a é observada mais em adultos jovens (19).

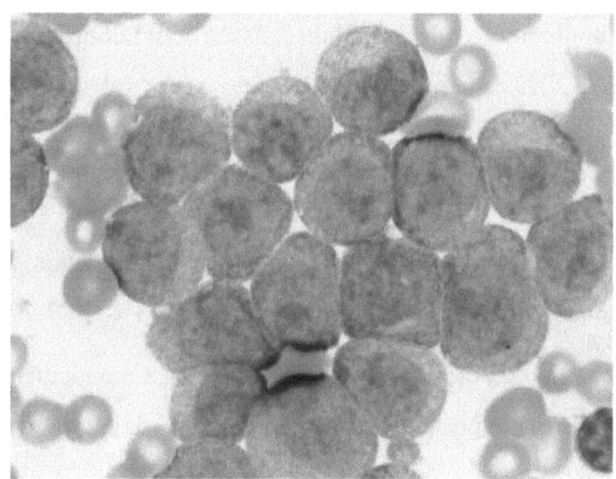

Fig *6.16(a)* **LMA M5a** - *Esfregaço de aspirado de medula óssea, coloração de Wright-Giemsa*

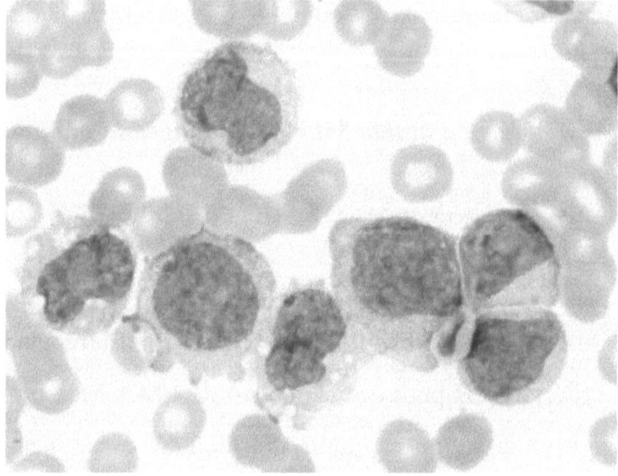

Fig 6.16*(b)* **LMA M5b** - *Esfregaço de aspirado de medula óssea, coloração de Wright-Giemsa*

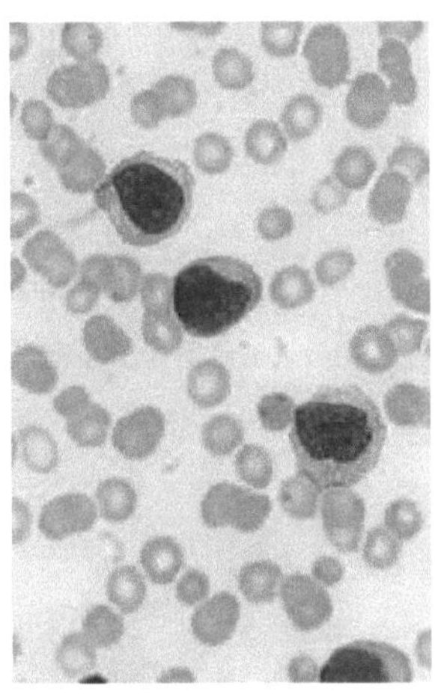

Fig 6.17 Sangue periférico na LMA M5a

Sangue periférico em LMA M5a mostrando três monoblastos. Estes são blastos grandes com citoplasma abundante e um tem alguma lobulação nuclear. Note-se que a diferenciação monocítica não é muito óbvia.

Na variante M5b existe uma maturação nuclear e citoplasmática. O tamanho e a forma dos blastos são mais variáveis do que na variante M5a. O citoplasma é mais abundante, de cor azul clara a cinzento-azulada, e contém grânulos finos com um aspeto de "sal e pimenta". Os vacúolos são mais proeminentes do que na variante M5a. O núcleo tem frequentemente um aspeto convoluto e tanto o tamanho como a forma variam. A cromatina nuclear está frequentemente mais aglomerada e são visíveis um ou mais nucléolos proeminentes, mas em menor grau do que na variante M5a (19).

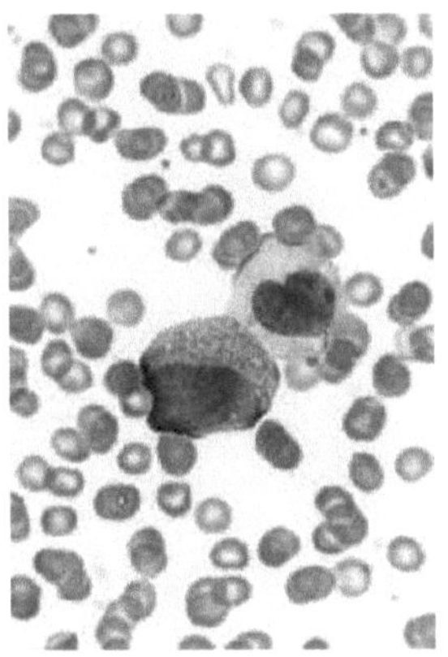 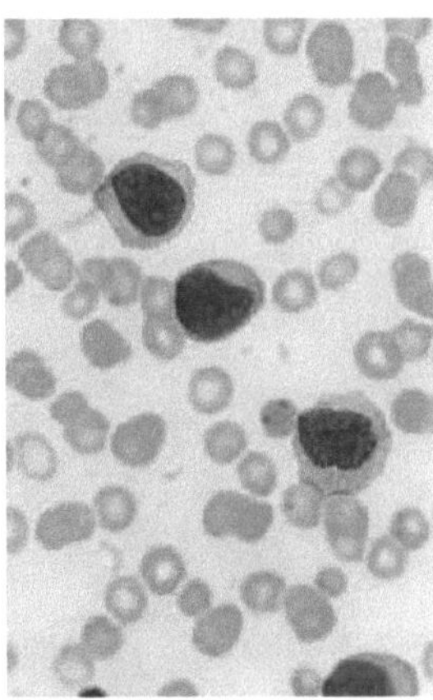

Fig. 6.18 M5b AML

Filme de sangue na LMA M5b mostrando um promonócito e um monócito. A LMA M5b ou leucemia monocítica aguda distingue-se da M5a ou leucemia monoblástica aguda pela maturação que está a ocorrer. Para comparar com uma análise de sangue em M5a, clique na imagem ao lado.

Citoquímica:

Na variante M5a, a esterase não específica (NSE) é positiva *(c)*, e a mieloperoxidase (MPO) e o negro de Sudão B são negativos. Para além de uma coloração NSE positiva, o Sudan black B pode ser positivo na variante M5b (19).

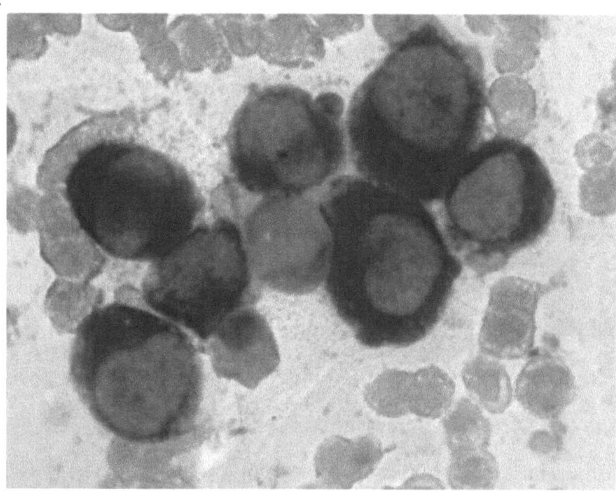

*Fig 6.16(c) **AML M5 (AMoL)** - Esfregaço de aspirado de medula óssea, coloração com esterase não específica (NSE)*

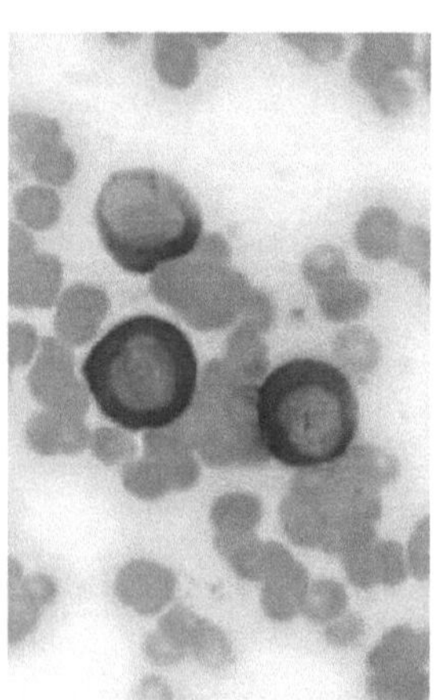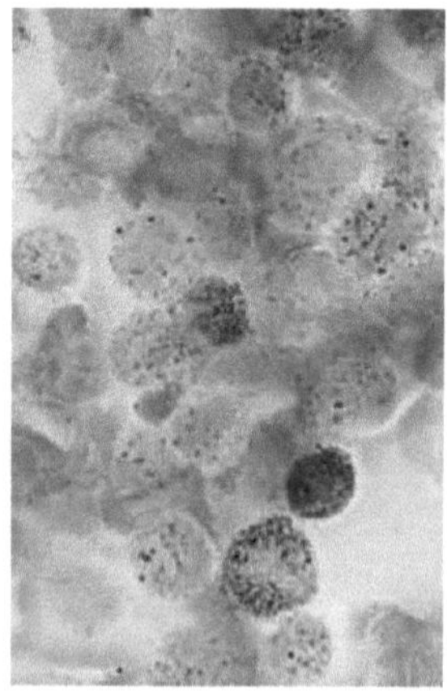

Fig. 6.19 Atividade de esterase não específica na LMA M5

Atividade de esterase não específica em AML M5 demonstrada através de uma reação de esterase de acetato de naftilo (ESQUERDA). Para ver a atividade de esterase não específica demonstrada com uma reação de acetato de naftol AS esterase (DIREITA)

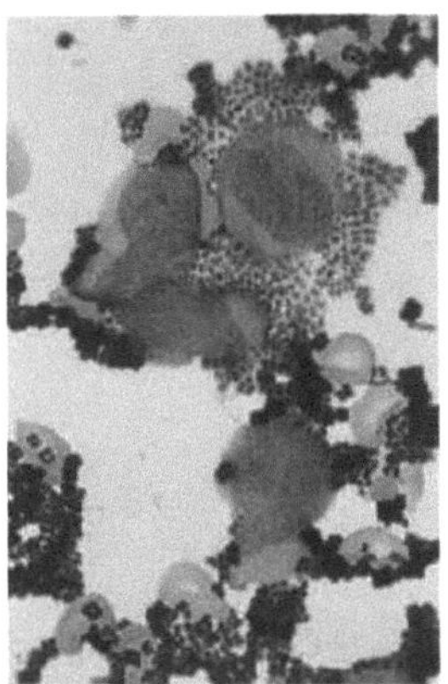

Fig. 6.20 Atividade da lisozima na LMA M5b

A atividade da lisozima na LMA M5b foi demonstrada utilizando uma suspensão da bactéria *Micrococcus lysodeikticus*. A lisozima segregada pelas células leucémicas causou a lise de bactérias adjacentes que se coram mais palidamente do que as bactérias intactas.

As células das linhagens granulocítica e monocítica sintetizam lisozima. Apenas as células da linhagem monocítica segregam lisozima suficiente no ambiente da célula para produzir a lise bacteriana. No entanto, numa biópsia por trefina, a demonstração imunocitoquímica da atividade da lisozima identifica células de ambas as linhagens. A lisozima também pode ser medida no soro e na urina e a sua concentração pode ser utilizada no diagnóstico da LMA M4 e M5. No entanto, este teste é muito menos utilizado desde que a imunofenotipagem se tornou geralmente disponível (13).

Imunofenótipo:

• Marcadores de células estaminais e de células progenitoras hematopoiéticas - CD34- , HLA-DR -

• Marcadores de linhagem monocítica - CD14±, CD116±, CD11c±, CD64±, CD68±, CD4± e lisozima±

• Marcadores de linhagem mieloide - CD33±, CD13±, CD117±

Nota: Em geral, o subtipo M5b apresenta mais positividade com marcadores de monócitos mais maduros.

Citogenética:

Na maioria dos casos, são encontradas anomalias citogenéticas, mas ainda não foi identificada uma anomalia caraterística. As anomalias que envolvem o 11q23 não são infrequentes, incluindo os casos que ocorrem após a exposição aos inibidores da topisomerase II (VP-16 e VM-26) (19).

Critérios para o diagnóstico de LMA M5

Explosão de 30% das células da medula óssea

Blastos 30% das células não eritróides da medula óssea

Componente monocítico da medula óssea 80% de células não eritróides

Leucemia monoblástica aguda (M5a)

Monoblastos 80% do componente monocítico da medula óssea

Leucemia monocítica aguda (M5b)

Monoblastos <80% de componente monocítico da medula óssea (13).

6.1.1.7 Leucemia eritroide aguda (M6 AML, eritroleucemia, mielose eritémica, síndrome de diGuglielmo)

Morfologia:

Este subgrupo representa até 5% de todos os casos de LMA. As células predominantes são os proeritroblastos displásicos, muito heterogéneos em tamanho e forma, incluindo a presença de formas bizarras e gigantes *(a-d)*. As caraterísticas nucleares megaloblásticas e displásicas são proeminentes, incluindo núcleos multilobados com frequentes corpos de Howell-Jolly *(e)*. O atraso na maturação nuclear em comparação com a maturação citoplasmática é acentuado, semelhante ao quadro observado na anemia megaloblástica devido a deficiências de folato ou de B-12. No entanto, ao contrário destas anemias megaloblásticas, não se observam normalmente bandas gigantes e metamielócitos. Os vacúolos citoplasmáticos podem ser proeminentes *(f)* e são <u>positivos para ácido periódico de Schiff *(PAS)* *(g-h)*. Num <u>anel de</u> coloração com ferro são frequentemente observados <u>sideroblastos</u> *(i)*. Foi observada uma associação com tumor de células germinativas mediastínico em jovens do sexo masculino (13).

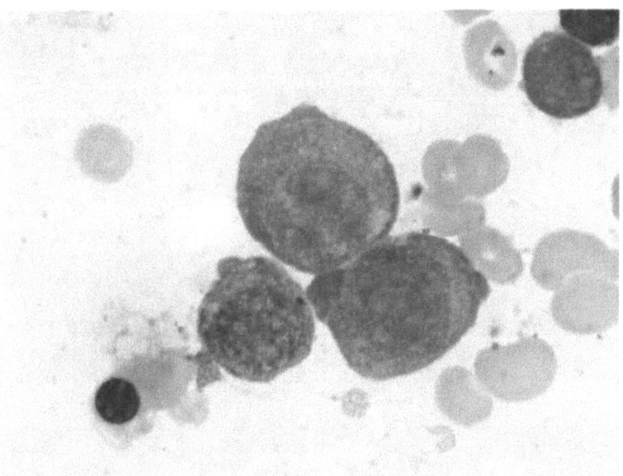

Fig 6.21 *(a)* **LMA M6a com mieloblastos e eritroblastos** - *Esfregaço de aspirado de medula óssea, coloração de Wright-Giemsa, 1000x*

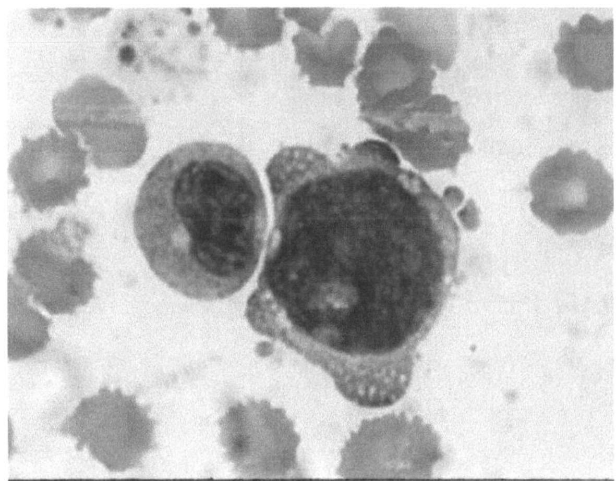

Fig 6.21 *(b)* **LMA M6b com eritroblastos atípicos** - *Esfregaço de aspirado de medula óssea, coloração de Wright-Giemsa*

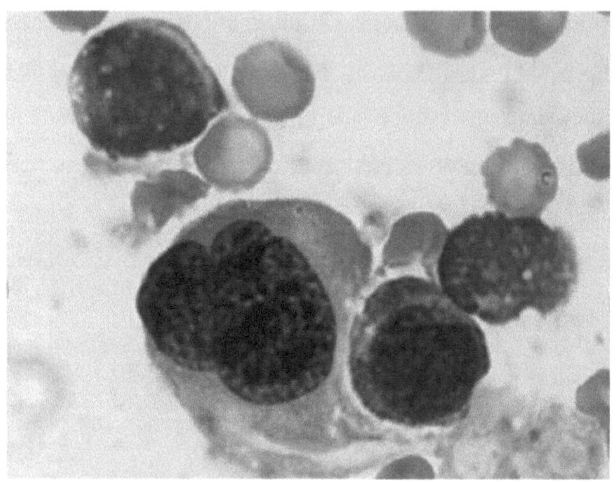

Fig 6.21 *(c)* **LMA M6b com eritroblastos multinucleados e bizarros** - *Esfregaço de aspirado de medula óssea, coloração de Wright-Giemsa,*

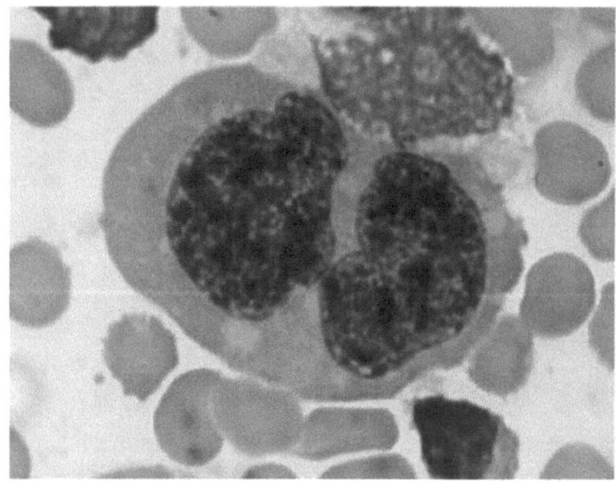

Fig 6.21 *(d)* **LMA M6b** - *Esfregaço de aspirado de medula óssea, coloração de Wright-Giemsa*

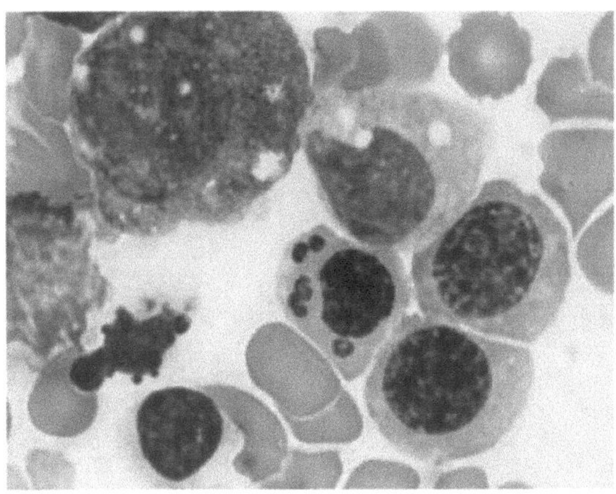

Fig 6.21 *(e)* **LMA M6b com múltiplos corpos de Howell-Jolly -** *Esfregaço de aspirado de medula óssea, coloração de Wright-Giemsa*

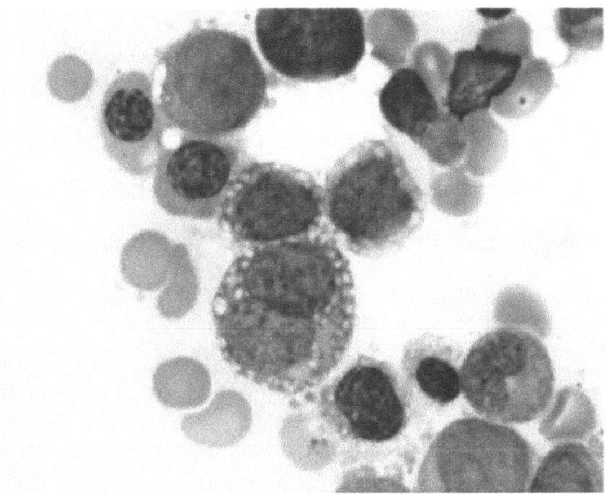

Fig 6.21 *(f)* **LMA M6a com muitos vacúolos citoplasmáticos -** *Esfregaço de aspirado de medula óssea, coloração de Wright-Giemsa*

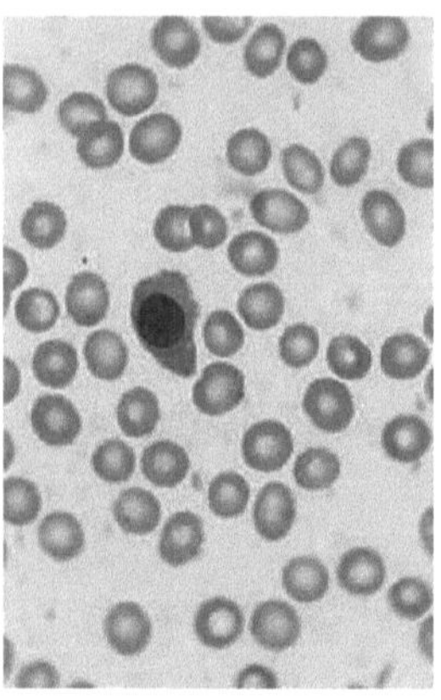

Fig 6.22 **M6 AM** Filme de sangue em M6 A mostrando anemia e um eritroblasto circulante anormal.

Um componente mieloblástico está frequentemente presente e existe uma tendência para se transformar num subtipo M1, M2 ou M4 com o tempo. Em muitos casos, o subtipo M6 é uma fase da transformação leucémica das síndromes mielodisplásicas. Devido a estas caraterísticas, o diagnóstico pode ser difícil. Se houver um quadro de paragem da maturação na linhagem eritroide, sendo a célula predominante os proeritroblastos megaloblásticos e displásicos (>20% das células nucleadas num aspirado diferencial da medula óssea), então o diagnóstico deve ser LMA M6, apesar de haver um número aumentado de mieloblastos. Na classificação FAB, devido à ocorrência frequente de mielodisplasia na LMA M6, este caso seria designado como SMD com transformação em leucemia aguda evidente, subtipo M6. Se a percentagem de proeritroblastos fosse inferior a 21%, o caso seria designado como anemia refractária com excesso de blastos (RAEB). Se a percentagem de blastos se situasse entre 21-30%, o caso seria designado por anemia refractária com excesso de blastos em transformação (RAEB-t). Na classificação da OMS, que não reconhece o subgrupo RAEB-t, e para tratar a eritroleucemia pura em relação aos casos com um componente mieloblástico, é utilizado o termo M6a para designar os casos com uma mistura de proeritroblastos e mieloblastos *(a, f)*, e M6b para os casos com apenas proeritroblastos (leucemia eritroide pura) *(b-e)* (19).

Citoquímica:

As colorações da mieloperoxidase (MPO), do Sudan black B e da esterase inespecífica (NSE) são negativas nos proeritroblastos. Os elementos mieloblásticos podem ser positivos para MPO, Sudan black B ou NSE, dependendo da linhagem do componente da leucemia mieloblástica. A coloração de ácido periódico de Schiff (PAS) mostra frequentemente grandes grânulos citoplasmáticos PAS positivos nos elementos eritroblásticos *(g-h) (20)*.

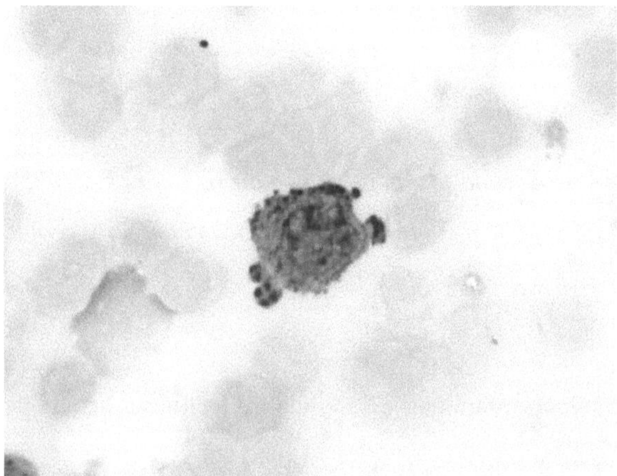

Fig 6.21(g) **LMA M6a** *- Esfregaço de aspirado de medula óssea, coloração PAS positiva*

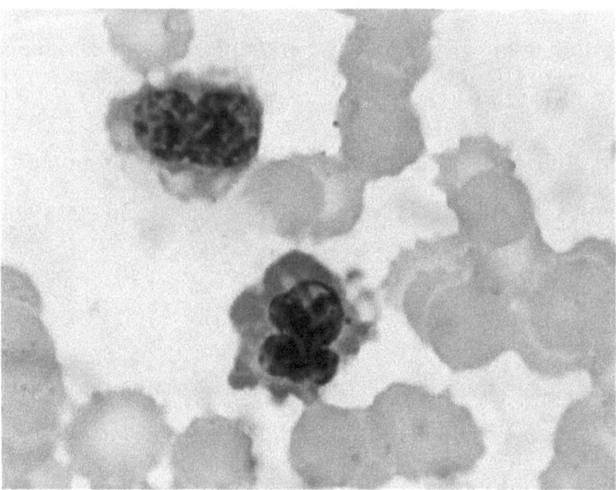

Fig 6.21(h) **M6b AML-** *Esfregaço de aspirado de medula óssea, coloração PAS*

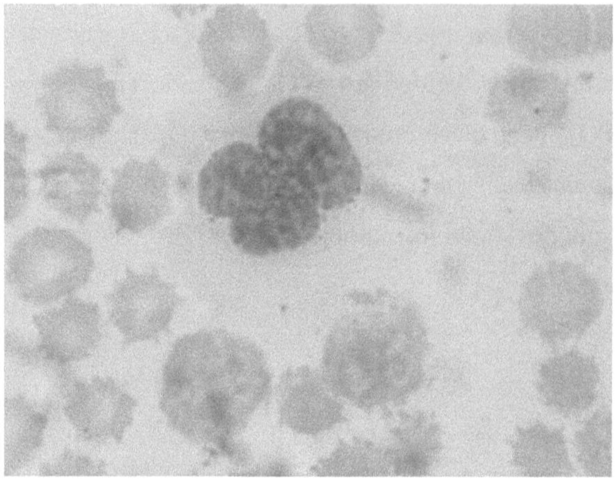

Fig 6.21 *(i)* **LMA M6b, uma forma gigante e bizarra com sideroblastos em anel -** *Esfregaço de aspirado de medula óssea, coloração com ferro (coloração azul da Prússia)*

Imunofenótipo:

· Marcadores de células estaminais e de células progenitoras hematopoiéticas - CD34-, HLA-DR-

· Marcadores da linhagem eritroide - As células eritróides são positivas para a glicoforina A

· Marcadores de linhagem mieloide - Os mieloblastos são variavelmente positivos para CD13, CD33 e CD117.

· Marcadores de linhagem monocítica - Dependendo do número de elementos monolíticos presentes, CD14, CD11b e 11a, CD4 e CD64 são variavelmente positivos (19).

Citogenética:

Não foi identificada nenhuma anomalia citogenética caraterística neste subtipo. As anomalias complexas, geralmente envolvendo os cromossomas 5 e 7, são as mais comuns, semelhantes às observadas nas síndromes mielodisplásicas (19).

Critérios para um diagnóstico de LMA M6

Eritroblastos 50% das células nucleadas da medula óssea

Blastos 30% das células não eritróides da medula óssea (13).

6.1.1.8 Leucemia megacarioblástica aguda (M7 AML)

Representa até 5% de todos os casos de LMA.

Morfologia

A morfologia dos blastos clonais em proliferação é bastante variável, indo desde uma predominância de microblastos semelhantes a linfoblastos com bolhas citoplasmáticas irregulares e projecções de membrana e grânulos citoplasmáticos finos (subtipo micromegacarioblástico) *(a)* até uma população muito heterogénea de blastos, incluindo grandes megacarioblastos com citoplasma muito azul, com ou sem lobação nuclear e grânulos citoplasmáticos *(b,c)*. É frequentemente observada uma mistura destas várias formas morfológicas. Numa amostra de biopsia, observa-se habitualmente fibrose, que varia entre reticulina e fibrose colagénica. As tentativas de aspirar uma amostra de medula óssea resultam frequentemente numa "punção seca". A entidade referida como panmielose aguda ou mielofibrose aguda representa, nalguns casos, uma variante da leucemia megacarioblástica aguda. A leucemia megacarioblástica aguda é provavelmente o subtipo mais comum que emerge de doenças mieloproliferativas crónicas, especialmente a mielofibrose primária *(b)* e a trombocitemia essencial. À semelhança da LMA M6, existe uma associação com tumores mediastínicos de células germinativas em jovens do sexo masculino. Também se observa um aumento da incidência deste subtipo na síndroma de Down (19).

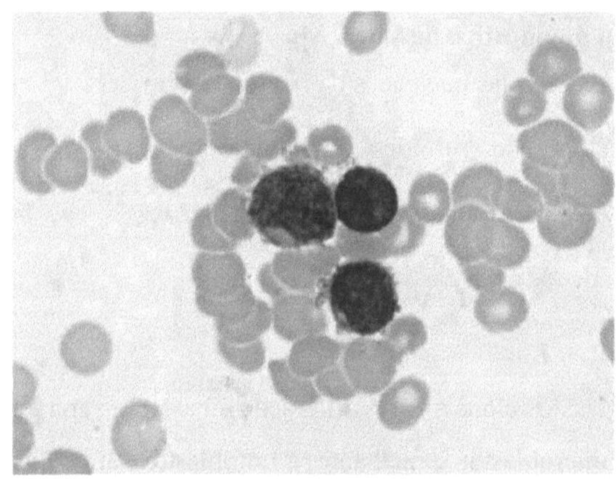

*Fig 6.23 (a) **LMA M7** - Esfregaço de aspirado de medula óssea, coloração de Wright-Giemsa*

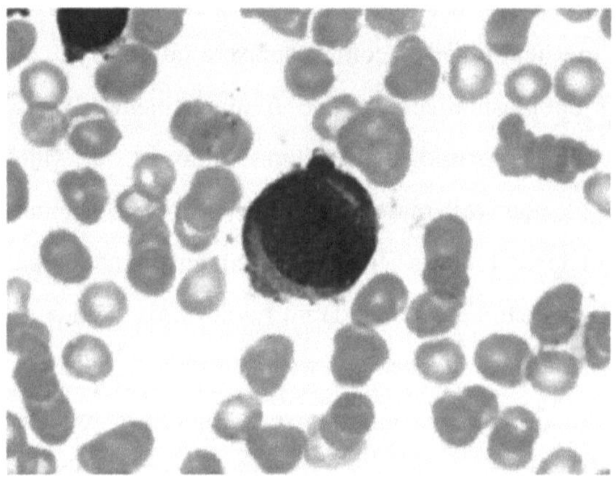

*Fig 6.23(b) **LMA M7 com megacarioblastos imaturos de grandes dimensões** -*

Esfregaço de sangue periférico, coloração de Wright-Giemsa

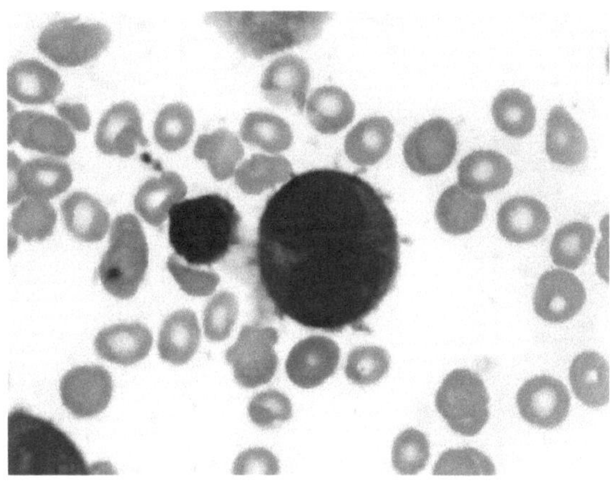

Fig 6.23(c) **LMA M7 com megacariócitos grandes, imaturos e bilobados -**
Esfregaço de sangue periférico, coloração de Wright-Giemsa

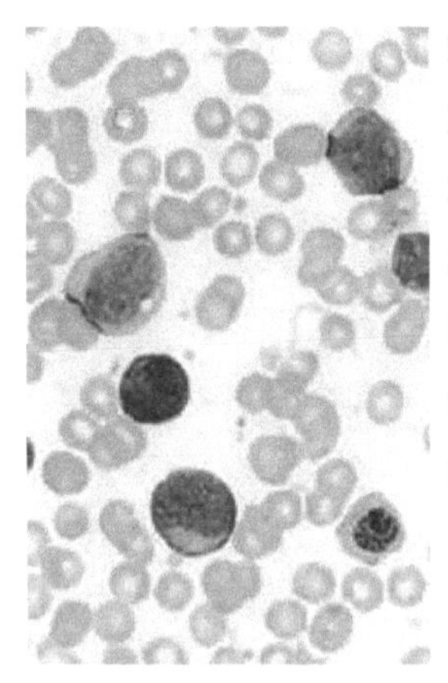

Fig. 6.24 M7 AML

Filme de sangue de um bebé com síndrome de Down com LMA M7 ou leucemia megacarioblástica aguda mostrando megacarioblastos e um NRBC. A linhagem dos blastos foi identificada por imunocitoquímica com um anticorpo monoclonal CD61. A síndroma de Down está associada a um aumento significativo da incidência de LMA M7.

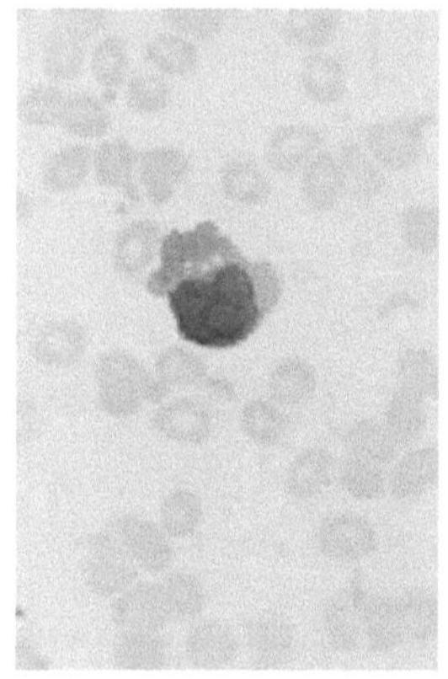 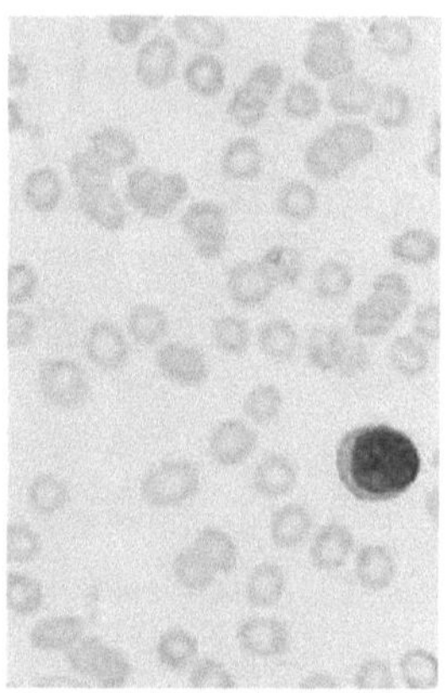

Fig 6.25 Aspirado de medula óssea em LMA M7

Aspirado de medula óssea de um caso de LMA M7 com caraterísticas clínicas de mielofibrose aguda. As bolhas citoplasmáticas são típicas de um megacarioblasto, mas não são específicas para esta linhagem. Para visualizar um megacarioblasto no sangue periférico deste doente que não apresentava estas caraterísticas citológicas típicas.

Citoquímica:

Pode apresentar positividade nas colorações de fosfatase ácida, PAS e NSE. As colorações de mieloperoxidase e Sudan black B são negativas.

Imunofenótipo:

• Marcadores de células estaminais e de progenitores hematopoiéticos - CD34- e HLA-DR- ; uma caraterística única é que o antigénio comum dos leucócitos (CD45) é negativo

• Marcadores de linhagem de megacariócitos - CD41 (glicoproteína IIb/IIIa) e/ou CD61 (glicoproteína IIIA) geralmente positivos. O CD36 (glicoproteína IIIb) é positivo.

• Marcadores da linhagem mieloide - CD13 e CD33 podem ser positivos

Citogenética:

Não foi identificada qualquer anomalia citogenética caraterística. Em bebés com menos de um ano de idade, a t(1;22) está frequentemente presente (19).

Diagnóstico diferencial:

1. LLA, subtipos <u>L1</u> e <u>L2</u>: pode ser necessário efetuar uma imunofenotipagem para distinguir, especialmente porque <u>a fibrose da reticulina</u> é comum em ambos.

2. <u>LMA M2</u>: geralmente em casos em que os blastos são pequenos com morfologia tipo II.

3. Panmielose aguda: uma vez que muitos destes casos representam provavelmente LMA M7, a diferenciação pode não ser possível.

4. Tumores de células azuis pequenas, não hematológicos, metastáticos para a medula óssea (por exemplo, cancro do pulmão de células pequenas, neuroblastoma) - A imunofenotipagem é necessária para distinguir.

5. Nos casos em que predominam os megacarioblastos grandes e atípicos, outros tumores (por exemplo, carcinomas, sarcomas) podem também necessitar de imunohistoquímica para serem distinguidos (19).

Critérios para um diagnóstico de LMA M7

Blastos 30% das células nucleadas da medula óssea

Os blastos demonstraram ser megacarioblastos através de marcadores imunológicos, exame ultra-estrutural ou citoquímica ultra-estrutural (13).

6.1.4 LEUCEMIA LINFOBLÁSTICA AGUDA

A leucemia linfoblástica aguda é uma doença resultante de uma mutação numa célula estaminal linfoide de linhagem B ou T. A célula portadora da mutação dá origem a um clone em expansão de linfoblastos leucémicos que se infiltram na medula óssea e nos órgãos linfóides. A célula portadora da mutação dá origem a um clone em expansão de linfoblastos leucémicos que se infiltram na medula óssea e nos órgãos linfóides. O pico de incidência ocorre na primeira infância, particularmente entre os 2 e os 10 anos de idade. As caraterísticas clínicas comuns são hematomas, palidez, dores ósseas, linfadenopatia, hepatomegalia e esplenomegalia. Nos casos de linhagem T, uma radiografia do tórax pode mostrar um aumento do timo.

A LLA pode ainda ser classificada com base na citologia, no imunofenótipo ou nas caraterísticas citogenéticas e genéticas moleculares. O grupo FAB propôs uma classificação morfológica nas categorias L1, L2 e L3 (13).

Quadro 6.2 Caraterísticas morfológicas dos subtipos de LLA

Categoria FAB	L1 TODOS	L2 TODOS	L3 TODOS
Tamanho da célula	Principalmente pequenos	Grande, heterogéneo	Grande, homogéneo
Cromatina nuclear	Bastante homogéneo, pode estar condensado em algumas células	Heterogéneo	Finamente pontilhada, homogénea
Forma nuclear	Principalmente regular	Irregular; fissura e indentação comuns	Regular; oval ou redondo
Nucléolo	Não visível ou pequeno e discreto	Normalmente visível, muitas vezes grande	Geralmente proeminente
Quantidade de citoplasma	Escassa	Variável, frequentemente abundante	Moderadamente abundante
Basofilia citoplasmática	Ligeiro a moderado	Variável	Forte
Vacuolação ciroplasmática	Variável	Variável	Frequentemente proeminente

6.1.4.1 Leucemia linfoblástica aguda (LLA) subtipo L1
Morfologia:
Os blastos do subtipo L1 são pequenos, muitas vezes não maiores do que os pequenos linfócitos normais do sangue periférico. Os núcleos são geralmente redondos, mas podem ser ligeiramente ovais e recortados, com coloração clara e cromatina nuclear uniformemente dispersa. Os nucléolos frequentemente não são visíveis. O citoplasma é escasso e de cor cinzenta a azul clara. Os grânulos citoplasmáticos estão geralmente ausentes, mas podem ser vistos em alguns casos, especialmente nos que são positivos

para o cromossoma Filadélfia. A superfície celular pode ser lisa ou apresentar finas projecções membranares (13).

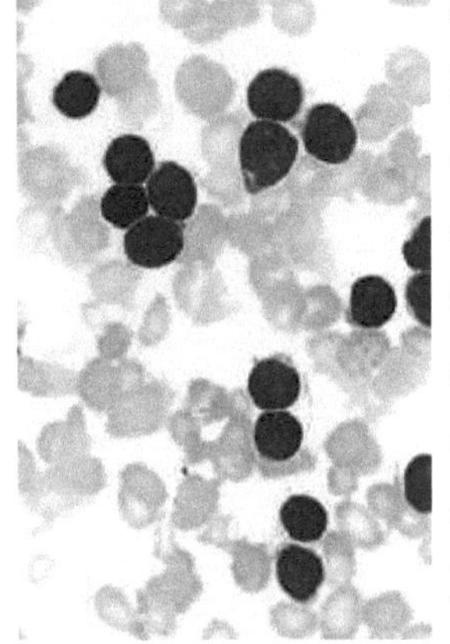

Fig 6.26 Aspirado de medula óssea em L1 ALL

Aspirado de medula óssea em L1 ALL mostrando blastos de tamanho pequeno a médio com um rácio nucleocitoplasmático elevado, um padrão de cromatina delicado e nucléolos muito discretos. Note-se que alguns dos blastos são muito pequenos e têm alguma condensação da cromatina - caraterísticas que não seriam observadas na LMA.

Citoquímica:

A citoquímica dos blastos de LLA perdeu alguma da sua importância desde que foram desenvolvidos os diagnósticos imunofenotípico e molecular. No entanto, a ausência de mieloperoxidase e uma reação PAS (Periodic Acid Shiff) positiva para o glicogénio sugerem um diagnóstico de LLA e não de LMA. Nalguns casos, observa-se uma positividade da esterase não específica (NSE). Além disso, a expressão da atividade da fosfatase ácida nos blastos sugere uma LLA de linhagem T e não B.

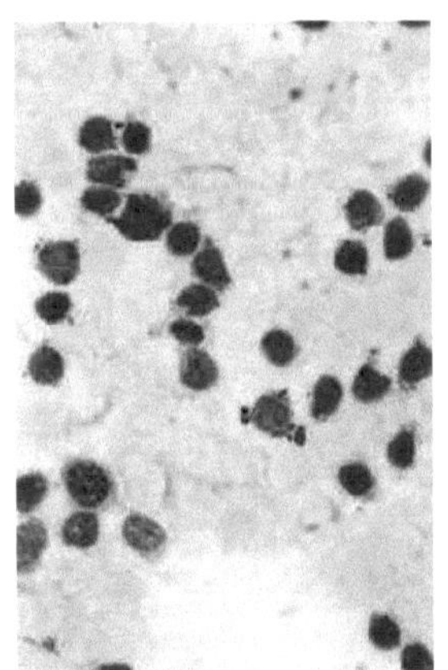

Fig 2.26 Coloração periódica de ácido-Schiff em A

Coloração de ácido periódico de Schiff (PAS) num caso de LLA de linhagem B classificada como comum. A positividade em bloco na coloração PAS é típica mas não específica. A maioria dos casos de LLA na infância expressam CD10 (o antigénio comum da LLA) e, se não expressarem também a cadeia citoplasmática, são classificados como LLA comum.

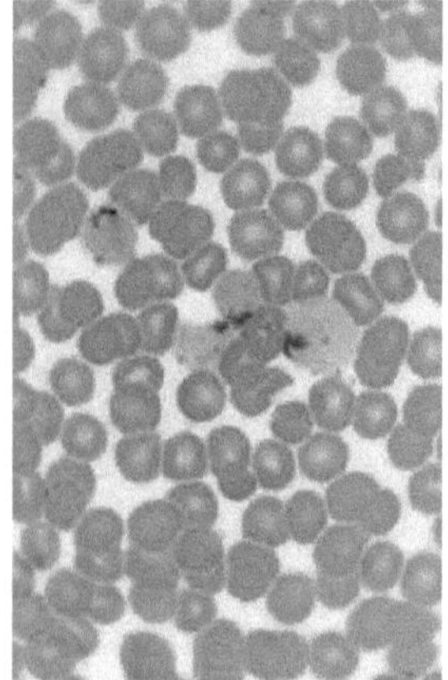

Fig 2.27 Reação da fosfatase ácida na LLA de linhagem T

Reação da fosfatase ácida em LLA de linhagem T mostrando positividade focal na zona de Golgi. Este padrão é sugestivo de linhagem T, mas não é específico para a mesma. O teste é redundante, a menos que a imunofenotipagem não esteja disponível.

Imunofenótipos:

A distinção entre B e T baseia-se principalmente na expressão de CD19 e CD 79a ou CD 7 e CD3 (citoplasmática ou de superfície) nas células B ou T, respetivamente (16).

TODAS as células B, L1 e L2

- Embora o imunofenótipo varie, a maioria é cCD79a+, CD19+, CD10+, CD34+ e TdT+, mas não expressa imunoglobulina de superfície (sIg). As cadeias pesadas mu (µ) citoplasmáticas são encontradas no subtipo de células pré-B. A ausência de sIg indica que TODOS os subtipos L1 e L2 representam a proliferação de células B iniciais antes do estádio de células B imaturas. O achado de sIg nalguns casos não exclui uma origem de células B precursoras, tal como o achado de marcadores mieloides, CD13 e 33. Com base apenas no perfil imunofenotípico, podem ser identificados 4 subgrupos:

o **Pro-B-ALL:** CD34+, TdT+, cCD79+ e CD19+ (prognóstico mau).

o **LLA comum:** marcadores acima positivos e positividade para CD10. Este subgrupo representa 2/3 de todos os casos infantis e é um subgrupo de bom prognóstico.

o **Pré-B-ALL:** caracterizada pela presença de cadeias pesadas μ citoplasmáticas.

o LLA-B: CD19+, sIg+, CD10± (19).

Tabela 6.2 Classificação imunológica da LLA de linhagem B

Classificação MIC

(Todas as categorias são geralmente positivas para HLA-DR e CD19; as caraterísticas que definem cada categoria estão a negrito)

Precursor B precoce	TdT+, **CD10-, CyIg-, SmIg-**
Comum	TdT+, **CD10+, CyIg-, SmIg-**
Pré-B	TdT+, CD10+, **CyIg+, SmIg-**
B	TdT-, CD10 + ou -, CyIg - ou +, **SmIg+**

Classificação EGIL

(Todas as categorias são positivas para CD19 e/ou CD79a e/ou CD22; a maioria dos casos, exceto B maduro, são TdT positivos)

B-I (pró-B)	CD10-, CyIg-, Smlg-
B-II (comum)	CD10+
B-III (pré-B)	Cy IgM+
B-IV (maturidade B)	Cy ou Sm □ ou □

TdT, Terminal nucleotidyl transferase; Cy, citoplasmático; Sm, membrana superficial; Ig, imunoglobulina

LLA de células T, L1 e L2

- Tal como na LLA de células B, o imunofenótipo varia, mas a maioria é CD3+ citoplasmático (cCD3+), CD7+, TdTt+ e CD34+. A expressão de outros marcadores de células T, como CD3, CD2, CD1a (marcador de timócitos corticais), CD4 e CD8, é mais variável. Alguns têm um fenótipo duplo negativo (CD4-, CD8-) e outros um fenótipo duplo positivo (CD4+, CD8+). A clonalidade pode ser documentada por análise genética molecular. São reconhecidos três subgrupos com base em perfis imunofenotípicos:

o **LLA-T inicial:** cCd3+, CD7+, CD5± , CD2±, CD1a-

o **LLA-T cortical:** CD1a+, cCD3+, CD7+, sCD3±

o **LLA-T madura:** sCD3+, CD1a- (19).

Quadro 6.3 Classificações alternativas da leucemia linfoblástica aguda da linhagem T

Classificação MIC	
(todos os casos são geralmente TdT e CD7 positivos)	
Precursor precoce T	Recetor E ou CD2-
T	Recetor E ou CD2+
Grupo de Estudos de Oncologia Pediátrica	
(casos geralmente positivos para CD7, CD2 e CD5 e, por vezes, CD38 ou CD71)	
Timócito precoce	CD1-, mCD3-, CD4-, CD8-
Timócito intermédio ou comum	CD1+, mCD3-, CD4 e CD8 + ou - (geralmente CD4 e CD8 ambos positivos)
Timócito maduro	CD1-, mCD3+ (geralmente CD4 ou CD8 positivo)

Imunofenotipagem num caso de LLA comum

Imunofenotipagem por citometria de fluxo num caso de LLA comum que mostra que as células leucémicas são positivas para CD10, CD19 e desoxinucleotidil transferase terminal (TdT). As células B normais residuais são positivas para CD19, mas não para CD10 ou TdT. As células T normais residuais são negativas para CD10, CD19 e TdT (13).

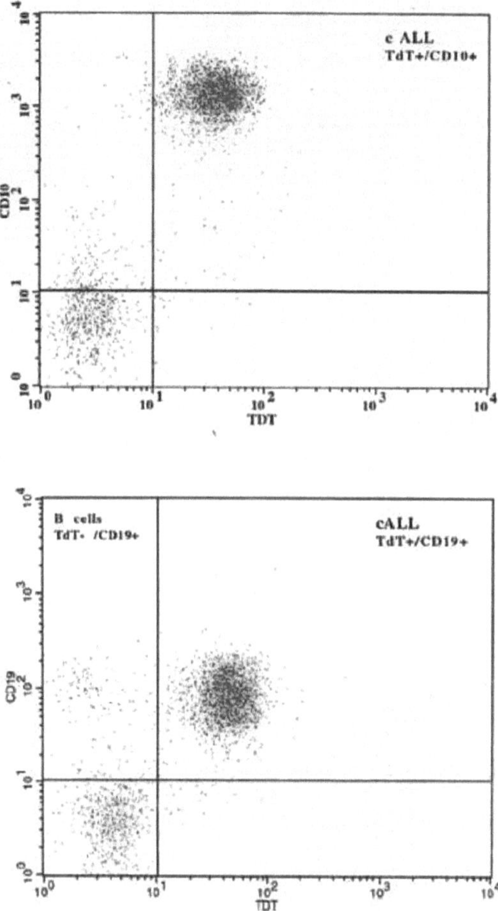

Fig. 2.28

Citogenética:

TODAS as células B, L1 e L2

• A citogenética favorável inclui hiperdiploidia (>50 cromossomas) e algumas translocações, por exemplo, t(10;14) e t(12;21).

• A citogenética desfavorável inclui a maioria das restantes, especialmente a hipodiploidia e as translocações como a t (9; 22) (cromossoma Filadélfia) e as que envolvem o locus do gene 11q23. A incidência das várias anomalias citogenéticas difere consideravelmente entre crianças e adultos. Por exemplo, a hiperdiploidia é encontrada em 25% dos casos infantis contra apenas 7% nos adultos, e a t(9;22) é encontrada em apenas 3% das crianças contra 25% dos adultos(19).

LLA de células T, L1 e L2

· A maioria das anomalias citogenéticas identificadas até à data envolve translocações nos loci dos receptores de células T (TCR) alfa e delta no cromossoma 14 ou nos loci dos TCR beta e gama no cromossoma 7. Estão envolvidos vários genes parceiros (por exemplo, TAL1 em 1p32, HOX11 em 10q24)

Nota: As caraterísticas morfológicas, imunofenotípicas, citogenéticas e citoquímicas utilizadas para separar os vários subtipos de leucemia aguda não são absolutas. Ocorrem casos híbridos, que incluem não só casos de linhagem mista, mas também perfis invulgares dentro da mesma linhagem (19).

6.1.4.2 Leucemia linfoblástica aguda (LLA) subtipo L2

Morfologia

No subtipo L2 de LLA, o tamanho das células é mais variável, mas é geralmente 1 1/2 a 2 vezes maior do que o do subtipo L1. O citoplasma é mais abundante e de cor cinzenta a azul. Os vacúolos e grânulos citoplasmáticos não estão normalmente presentes. O contorno nuclear é mais variável, com mais indentações, e a cromatina nuclear é mais aglomerada, sendo normalmente visíveis um ou mais nucléolos proeminentes. Do ponto de vista morfológico, apenas a LLA L2 e as LMA M0 e Ml não podem ser distinguidas, a menos que sejam observados bastonetes de Auer (Ml) (19).

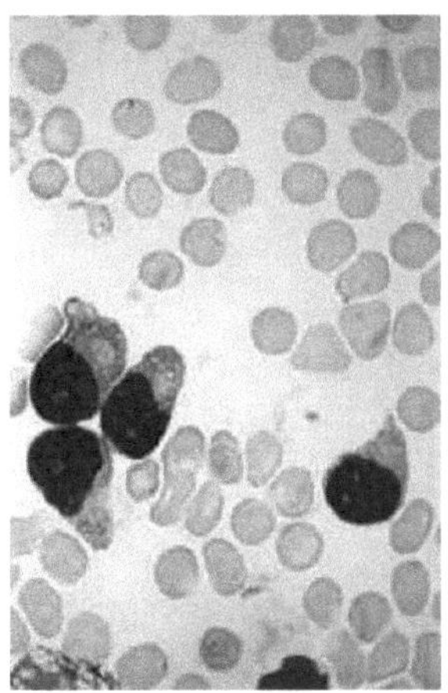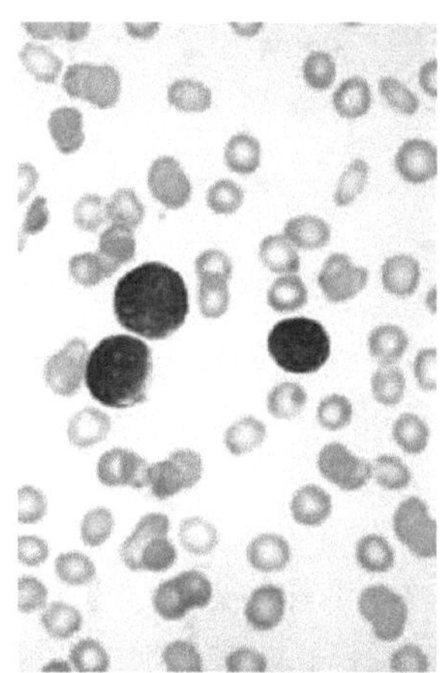

Fig 6.29 Leucemia linfoblástica aguda L2

Hemograma em L2 ALL mostrando blastos pleomórficos de tamanho médio a grande com citoplasma abundante e nucléolos proeminentes. Para comparar com o filme de sangue em L1 ALL, ver o diapositivo ao lado.

A distinção entre L1 e L2 ALL não tem grande significado, embora os casos infantis de bom prognóstico tenham maior probabilidade de se enquadrarem na categoria L1. Os casos de leucemia aguda com as caraterísticas citológicas da L1 ALL são quase sempre de linhagem linfoide, enquanto a L2 ALL pode assemelhar-se à LMA M0 ou M1. Por conseguinte, os testes imunológicos são particularmente importantes para confirmar a linhagem linfoide nos casos com caraterísticas morfológicas L2 (13).

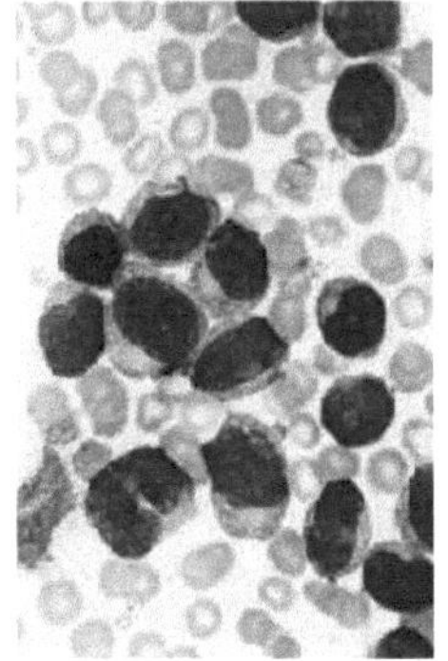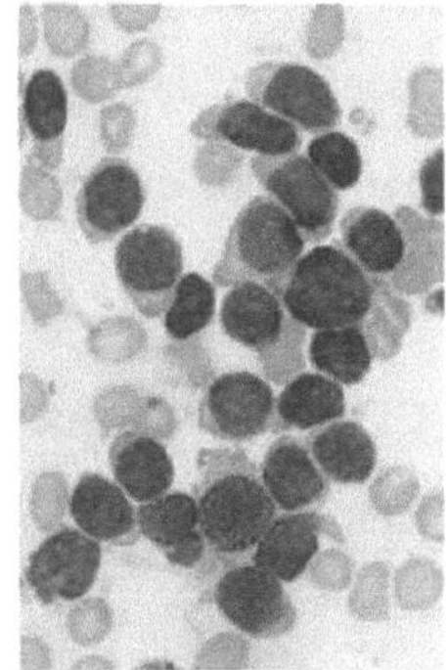

Fig 6.30 Aspirado de medula óssea em LLA L2

Aspirado de medula óssea em LLA L2 mostrando grandes blastos pleomórficos com nucléolos proeminentes. Para comparar com um aspirado de medula óssea em LMA M0, ver a figura seguinte.

Citoquímica:

Tal como no subtipo L1, a coloração PAS pode ser positiva, mas as colorações de mieloperoxidase e Sudan black-B são negativas.

Imunofenótipo:

Nos subtipos de células B e T, o fenótipo é semelhante ao do subtipo L1. A expressão de sIg é mais frequente no subtipo L2 de células B.

Citogenética:

Semelhante ao subtipo L1 nos subconjuntos de células B e T.

Nota: O significado prognóstico da morfologia L1 versus L2 permanece pouco claro. A maioria dos estudos não mostra qualquer diferença, mantendo-se todos os outros factores iguais. No entanto, o subtipo L2 representa a maioria das LLAs adultas em que o prognóstico é muito pior (19).

Diagnóstico diferencial:
Para além dos indicados para a L1 ALL, outros diagnósticos diferenciais incluem:

- **Variante blástica do linfoma de células do manto**

o Nesta variante, o imunofenótipo das células do manto (CD19+, CD5+, FMC7+, Cyclin D1+ e CD 23-), juntamente com a negatividade do TdT e o achado da assinatura citogenética da t(11;14) são necessários para fazer a distinção.

- **Variante blástica da leucemia de células NK**

o O perfil imunofenotípico (CD56+, CD16+, CD2+, cCD3 epsilon +, sCD3-, e presença de proteínas citotóxicas (por exemplo, perforina, granzima B) identifica este subtipo.

- **Variante blástica da leucemia de células NK/T**

o Imunofenótipo essencialmente idêntico ao do subtipo de células NK. O TCR não é expresso, embora as células NK/T normais expressem o marcador de células NK CD56 e um TCR restrito que reconhece lípidos apresentados por um CD1d semelhante ao MHC de classe I; derivam de um subconjunto de células T tímicas duplamente positivas (CD4+ e CD8+).

- **Cancro do pulmão de pequenas células e outros tumores de pequenas células azuis de origem não hematológica com envolvimento da medula óssea**

o Estas doenças malignas, especialmente o cancro do pulmão de pequenas células, podem ser muito difíceis de distinguir das leucemias linfoblásticas agudas e de alguns subtipos de leucemias mieloblásticas apenas pela morfologia. A tendência das células malignas não hematológicas para formarem sincícios e aparecerem como aglomerados nas amostras de medula óssea é um achado importante. Este padrão de infiltração é melhor demonstrado numa amostra de medula óssea fixada em parafina. A imunohistoquímica é frequentemente necessária (por exemplo, a positividade da enolase específica dos neurónios no cancro do pulmão de pequenas células) (19).

6.1.4.3 Leucemia linfoblástica aguda (LLA)/Linfoma de subtipo L3 (Burkitt)
Morfologia

O aspeto morfológico das células malignas na L3 ALL/linfoma (leucemia/linfoma de Burkitt) numa coloração de Wright-Giemsa é essencialmente diagnóstico, especialmente no subtipo clássico. As células são de tamanho médio, cerca de 1 1/2 a 2 vezes maiores do que as células L1 ALL, e são bastante uniformes em tamanho. O citoplasma é muito basófilo (azul) e contém um número variável de vacúolos carregados de lípidos que se coram positivamente com vermelho de óleo O (gordura neutra). Os vacúolos agrupam-se frequentemente numa distribuição de Golgi. O núcleo é redondo a ligeiramente oval e a cromatina nuclear é grosseira, mas uniformemente dispersa com alguma aglomeração. Os nucléolos são proeminentes e geralmente múltiplos em número. Em secções fixas de parafina de espécimes de medula óssea e de gânglios linfáticos, o padrão de infiltração é difuso com um aspeto de "céu estrelado" devido ao envolvimento histiocítico de células apoptóticas do tumor de Burkitt. As figuras mitóticas são frequentes, reflectindo a taxa proliferativa muito elevada. As células em repouso são essencialmente inexistentes (19).

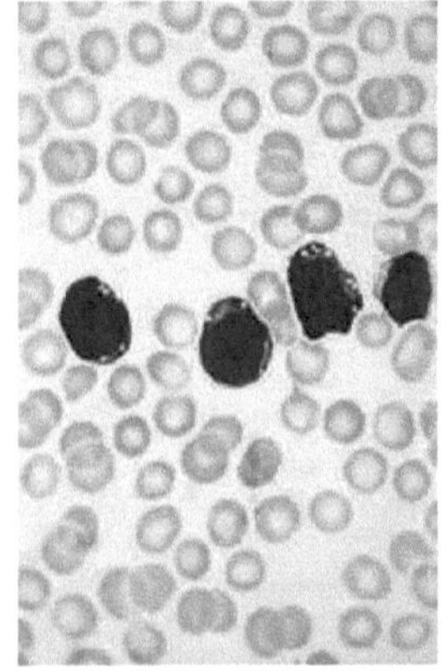

Fig 31 Leucemia linfoblástica aguda L3

Filme de sangue em L3 ALL mostrando forte basofilia citoplasmática e vacuolização citoplasmática. Para comparar com um filme de sangue em L1, ver a imagem na página 61.

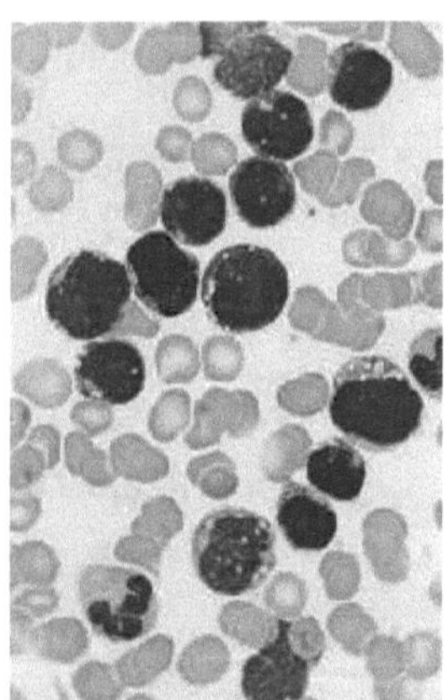

Fig 6.32 L3 ALL da linhagem T

Filme de sangue de um caso de L3 ALL que é muito atípico por ser de linhagem de células T. A grande maioria dos casos de L3 ALL são de fenótipo de células B maduras.

Citoquímica:

Os vacúolos são positivos para vermelho de óleo O (indicando gordura neutra). As colorações de mieloperoxidase e Sudan black-B são negativas.

Imunofenótipo:

Ao contrário de TODOS os subtipos L1 e L2, as células Burkitt são fortemente sIg+,

normalmente com IgM. São CD19+, CD20+, CD10+ e BCL6+, mas são TdT- e CD34-
, um perfil que é importante para separar este subtipo de outras neoplasias linfoblásticas
de células B.

Citogenética:

Em praticamente 100% dos casos, são encontradas translocações que envolvem o
oncogene c-myc. A maioria envolve o locus do gene da cadeia pesada Ig no
cromossoma 14, t(8;14), mas pode envolver o locus do gene da cadeia leve kappa no
cromossoma 2, t(2;8) ou o locus do gene da cadeia leve lambda no cromossoma 22,
t(8;22).

Diagnóstico diferencial:

Embora as caraterísticas morfológicas do linfoma/leucemia de Burkitt clássico sejam
essencialmente diagnósticas, o imunofenótipo, a citogenética e a taxa de mitose devem
ser determinados.

· **Linfomas pleomórficos de células grandes de linhagem B ou T**

o Pode ser distinguido por imunofenótipo e citogenética.

· **LLA L2, e LMA M0 e M1:**

o A morfologia é bastante diferente nestes subtipos. A cromatina está mais aglomerada
e os nucléolos são menos numerosos, o citoplasma é muito menos basófilo e os
vacúolos citoplasmáticos geralmente não são visíveis. Em alguns casos, são
necessários estudos imunofenotípicos e citogenéticos para o diagnóstico.

· **Variante blástica da leucemia/linfoma de células do manto, NK e TNK**

o Podem ser necessários estudos de imunofenotipagem e citogenética para estabelecer
o diagnóstico.

· **Tumores não hematológicos de pequenas células azuis**

o A morfologia isolada, especialmente em amostras fixas de biopsia da medula óssea,
é normalmente suficiente para o diagnóstico. Podem ser necessários estudos de
imunofenotipagem e citogenética (19).

6.1.5 LEUCEMIA AGUDA BIFENOTÍPICA (BAL)

EPIDEMIOLOGIA

A leucemia aguda bifenotípica (BAL) é uma doença pouco frequente. Uma vez que só recentemente foram estabelecidos critérios de diagnóstico rigorosos, a incidência exacta entre as leucemias agudas é incerta, embora seja provável que represente aproximadamente 5% de todas as leucemias agudas. A LBA pode ser de novo ou secundária a uma terapia citotóxica anterior. Foi incluída na classificação da OMS de doenças malignas hematopoiéticas como leucemia aguda de linhagem ambígua.

CITOLOGIA

Morfologia A morfologia dos blastos em BAL não é consistente. As células podem apresentar caraterísticas de diferenciação mieloide, como grânulos azurófilos ou bastonetes de Auer, ou ter morfologia linfoide/indiferenciada. Nos casos com caraterísticas mieloides, o subtipo mais comum de FAB é Ml e M5. Em alguns casos, parece haver duas populações de blastos - uma população maior que se assemelha a blastos mielóides e outra, com blastos mais pequenos de aspeto linfoide.

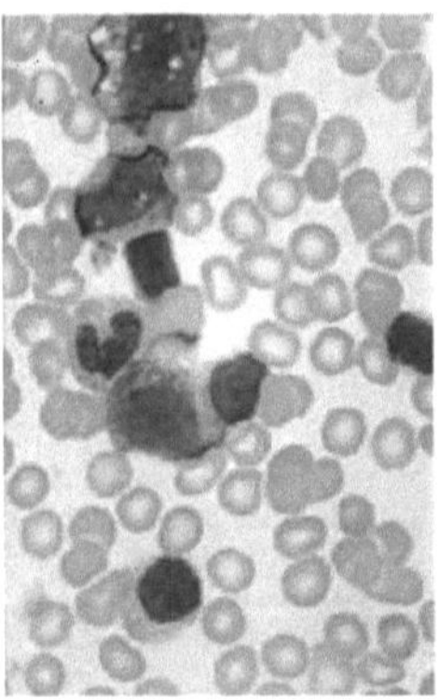

Fig. 6.33 Filme de sangue na leucemia aguda bifenotípica.

Imunofenótipo É essencial para estabelecer o diagnóstico de BAL. Os blastos co-expressam marcadores mieloides e linfóides. O diagnóstico baseia-se num sistema de pontuação publicado, adotado pelo Grupo Europeu de Classificação Imunológica das Leucemias (EGIL) e pela OMS. Este sistema tem como objetivo diferenciar as verdadeiras LBA das leucemias agudas com expressão aberrante de um marcador de outra linhagem. A pontuação engloba o número e o grau de especificidade dos marcadores expressos pelas células leucémicas.

Os marcadores considerados mais específicos são

Linhagem linfoide B: CD79a, CD22, imunoglobulina citoplasmática,

Linhagem linfoide T: CD3, anti-TCR, e

linhagem mieloide: mieloperoxidase por citoquímica ou citometria de fluxo. A maioria dos casos exprime marcadores hemopoiéticos precoces, como o CD34.

A pontuação permite a identificação de quatro grupos. O grupo mais comum, que representa 60-70% dos casos, são os que co-expressam antigénios mielóides e linfóides B. Menos frequentemente, os blastos co-expressam antigénios mielóides e linfóides T. A co-expressão de marcadores de linfóides T e B e os que apresentam uma diferenciação trilinear são raros (20).

Tabela 6.4 Critérios EGIL para o diagnóstico de leucemia aguda bifenotípica

Pontuação	Linhagem B	Linhagem T	Mieloide
2	CD79a	CD3 (Cy ou Sm)	MPO
	Cy IgM	anti-TCR	
	Cy CD22	anti-TCR	
1	CD19	CD2	CD13
	CD10	CD5	CD33
	CD20	CD8	CDw65
		CD10	
0.5	TdT	TdT	CD14
	CD24	CD7	CD15
		CD1a	CD64
			CD117

Se forem marcados > 2 pontos para ambas as linhagens mieloide e linfoide, o caso é classificado como bifenotípico (13).

6.2 LEUCEMIA CRÓNICA

6.2.1. Série Mieloide

6.2.1.1 Leucemia mielogénica crónica

Os cromossomas 9 e 22 desempenham um papel na formação do cromossoma Filadélfia, que está na base da ocorrência da LMC. Nesta translocação recíproca, a porção principal do braço longo do cromossoma 22 é eliminada e translocada para a extremidade distal do braço longo do cromossoma 9. Isto resulta num cromossoma 9 alongado ou 9q-. Uma pequena parte do cromossoma 9 é então translocada reciprocamente para a extremidade quebrada do 22 ou 22- t (9:22)(q34;q11)). Neste processo molecular, ocorre a fusão entre o gene ABL do cromossoma 9 e as sequências do cromossoma 22, de modo a que a região do cluster do ponto de quebra (BCR), dando origem a um gene quimérico BCR-ABL. O gene híbrido BCR-ABL codifica uma proteína de 210 kDa, ou p210, que tem uma atividade aumentada de tirosina quinase. 5, 8 A atividade da tirosina cinase constitui um mediador importante para regular as vias metabólicas que causam o ciclo celular anormal. A ativação da atividade da tirosina cinase pode suprimir a apoptose (morte celular natural) nas células hematopoiéticas e fornecer o mecanismo para a produção excessiva de células (21).

O diagnóstico da LMC baseia-se no exame de um esfregaço de sangue periférico e de uma biopsia da medula óssea. A documentação de um cromossoma Ph por análise cariotípica ou a presença da translocação BCR-ABL por ensaios Southern blot ou de reação em cadeia da polimerase (PCR) confirma o diagnóstico.

Achados no sangue periférico - O método mais simples e mais importante no diagnóstico de qualquer leucemia é a observação da morfologia do sangue no esfregaço periférico. Na leucemia mielogénica crónica, o achado citológico no sangue periférico é uma leucocitose neutrofílica e basofilia. A leucocitose varia de 20.000/µl a mais de 500.000/µl, com uma média de 134.000 a 225.000/µl na maioria dos estudos. A diminuição do LAP está presente como uma manifestação precoce em quase todos os casos.

A leucocitose neutrofílica inclui todas as fases de maturação, desde o mieloblasto até ao neutrófilo segmentado. O mielócito e o neutrófilo segmentado predominam normalmente e todos os precursores neutrofílicos parecem morfologicamente normais à microscopia de luz e eletrónica. As anomalias de Pelger-Huet podem existir numa fase tardia da doença. Os mieloblastos não excedem normalmente 3% da contagem total de leucócitos. Uma basofilia absoluta está invariavelmente presente e é de importância crítica. Pode também existir eosinofilia, mas a sua presença não tem o significado diagnóstico da basofilia e da leucocitose neutrofílica.

As contagens absolutas de linfócitos são variáveis, embora seja comum uma linfocitose. A trombocitose está presente em aproximadamente metade dos casos, ocasionalmente acima de 1.000.000/μl. Contagens de plaquetas inferiores a 100.000/μl são muito pouco frequentes. O aspeto das plaquetas pode variar, sendo ocasionalmente de grande tamanho ou com granulação diminuída ou ausente.

Os megacariócitos são observados no sangue periférico em aproximadamente um quarto dos casos. A maioria dos doentes tem uma anemia normocrómica/normocítica. Como seria de esperar em processos proliferativos baseados na medula óssea, a gravidade da anemia é diretamente proporcional ao grau de leucocitose. Na maioria dos casos, observa-se uma anisocitose e uma poiquilocitose mínimas, com alguns glóbulos vermelhos nucleados.

Achados da medula óssea - para evitar a confusão entre LMC, CMPD e outras doenças reactivas, é necessário efetuar uma análise da medula óssea. Verifica-se um aumento acentuado de células sanguíneas na medula óssea, predominantemente os precursores dos neutrófilos, desde os mieloblastos até aos neutrófilos segmentados mais maduros. A sequência de maturação e a morfologia em cada fase são normais, embora o aumento relativo de mielócitos observado no sangue periférico também seja observado na medula óssea. Na contagem diferencial, os mieloblastos não excedem normalmente 5% dos elementos da medula óssea. Também está presente um aumento do número de basófilos, eosinófilos e seus precursores, tal como se observa no sangue periférico.

Os megacariócitos estão tipicamente aumentados em número e, ocasionalmente, agrupados em grupos. Em comparação com condições normais, os megacariócitos da LMC são ligeiramente mais pequenos e estão presentes ocasionalmente micromegacariócitos. A LMC comum ou granulocítica tem um número de megacariócitos diminuído, normal ou ligeiramente aumentado, enquanto que um aumento acentuado de megacariócitos pode ser designado por LMC megacariocítica.

As células precursoras da série dos glóbulos vermelhos podem estar aumentadas, normais ou diminuídas em número, embora o rácio mieloide/eritroide esteja invariavelmente aumentado. Não existe uma distribuição uniforme das células precursoras eritróides, apesar de encontrarmos algumas células eritróides em alguns campos microscópicos e numerosas células noutros.

Método citoquímico - Tal como mencionado nos métodos de coloração citoquímicos, a fosfatase alcalina leucocitária é útil para diferenciar a LMC da reação leucemóide.

Achados citogenéticos - Uma vez que a medula óssea é a fábrica das células sanguíneas, a análise cromossómica é geralmente melhor efectuada a partir do material da medula óssea, embora possa ser utilizado sangue periférico. A translocação entre os cromossomas 9 e 22, geralmente a t(9;22)(q34;q11), confirma o diagnóstico, e 5 a 10% dos casos têm uma translocação variante que leva ao rearranjo do gene BCR.

6.2.1.2. Policitemia Vera (PV)

A policitemia Vera é uma doença clonal caracterizada pela produção excessiva de glóbulos vermelhos, glóbulos brancos e plaquetas maduros (4).

Sangue periférico e medula óssea - Na PV, o quadro da medula óssea mostra proliferação eritroide normoblástica e um aumento do número de hemácias normocíticas e normocrómicas no sangue periférico. A contagem de reticulócitos tende a ser normal ou ligeiramente aumentada. O exame de sangue periférico mostra neutrofilia com um "desvio para a esquerda" e a basofilia é comum. No início da doença, a contagem de glóbulos vermelhos, a hemoglobina e o hematócrito estão aumentados. A largura de distribuição dos glóbulos vermelhos (RDW) tende a ser mais elevada do que o normal. As contagens de granulócitos e plaquetas estão aumentadas. O valor da fosfatase alcalina leucocitária (LAP) está geralmente elevado. As contagens de plaquetas estão aumentadas e têm morfologia e função anormais.

Precursores imaturos de leucócitos e hemácias são encontrados no sangue periférico com morfologia acentuada. Micrócitos, eliptócitos e dacriócitos (células em forma de lágrima) se desenvolvem.

No diagnóstico diferencial da PV, é essencial distinguir entre eritrocitose secundária e eritrocitose relativa. A eritrocitose secundária é um aumento da massa de glóbulos vermelhos (MCR) sem evidência de alterações noutras linhas celulares. A eritrocitose relativa deve-se à desidratação e à hemoconcentração devido a muitas razões, como queimaduras, perda de fluidos, etc. As contagens elevadas de hematócrito e de hemoglobina resultam de uma contagem elevada de glóbulos vermelhos e de um volume plasmático baixo.

Com base nos critérios de diagnóstico do The National Polycythemia Vera Study Group (PVSG), a PV está presente quando um doente demonstra todos os critérios principais ou primários (hematócrito ou MCR elevados, saturação arterial de oxigénio normal e esplenomegalia) ou em conjunto com os critérios secundários ou menores (trombocitose, leucocitose, LAP elevada e B12 sérica aumentada). Não existe nenhuma anomalia citogenética consistente ou única associada a esta doença (4).

6.2.1.3 Trombocitemia essencial (TE)

A ET é caracterizada por uma proliferação clonal de megacariócitos na medula óssea.

Sangue periférico e medula óssea - Uma contagem elevada de plaquetas, normalmente superior a 1 milhão, é a caraterística da ET. A morfologia das plaquetas mostra uma anisocitose que varia de formas pequenas a grandes. O sangue periférico pode revelar uma leucocitose com uma célula imatura ocasional (mielócitos e metamielócitos), eritrocitose e uma ligeira anemia normocítica e normocrómica. Pode ser observada uma ligeira basofilia e eosinofilia. A medula óssea apresenta um aumento da celularidade. A hiperplasia megacariocítica é a caraterística mais marcante. São frequentemente observados megacariócitos gigantes e grupos de megacariócitos. Os megacariócitos têm, invulgarmente, um citoplasma abundante e maduro e núcleos hiperlobulados (4).

Diferenciar a TE da trombocitose reactiva e de outras doenças mieloproliferativas é essencial para um diagnóstico preciso da TE, embora seja um desafio. A trombocitose secundária ou reactiva está associada a muitas infecções agudas e crónicas. Na trombocitose reactiva, a contagem de plaquetas é inferior a 1 milhão e é transitória. Os leucócitos e os eritrócitos estão normais. A função plaquetária é normal. Os requisitos diagnósticos para a TE incluem massa normal de hemácias (aumentada na PV), hemoglobina menor que 13 g/dL (elevada na PV), ausência do cromossomo Filadélfia (associado à LMC) e ausência de hemácias em lágrima. Não há anormalidades citogenéticas ou moleculares caraterísticas associadas ou que estabeleçam o diagnóstico de pacientes com ET.

6.2.2 Série linfoide

6.2.2.I. Leucemia linfocítica crónica

O diagnóstico de LLC requer evidência de linfocitose, pelo menos 10 X□10^9 /L, e infiltração linfocítica na medula óssea de pelo menos 40% (10).

Morfologicamente, os linfócitos nas imagens de sangue são pequenos e apresentam citoplasma escasso e um padrão caraterístico de aglomeração da cromatina nuclear. O nucléolo está ausente ou é invisível; e pode haver poucos grânulos azurófilos em algumas células T normais. O número de células no esfregaço, que se correlaciona com o nível de leucócitos, tem valor diagnóstico. Uma proporção de prolinfócitos (1-5%) é quase sempre observada com contagens de 30 X□10^9 /L. Se a proporção de prolinfócitos for superior a 10%, representa uma variante designada CLL/ PL. Tal como referido pelo grupo franco-americano-britânico (FAB), alguns doentes apresentam um padrão misto de células pequenas e grandes e outros apresentam caraterísticas linfoplasmocitóides ou mesmo células com fendas nucleares.

Após o exame de sangue periférico, o exame da medula óssea é o teste seguinte mais importante na LLC. Os aspirados são úteis para confirmar a morfologia celular, para avaliar a hemopoiese residual e para determinar eventuais caraterísticas mielodisplásicas (em doentes fortemente tratados (10)

Sangue periférico -Normalmente, observam-se no filme de sangue linfócitos normais e/ou de tamanho pequeno a médio com cromatina aglomerada e nucléolos discretos.

As células são mais uniformes nas suas caraterísticas do que os linfócitos normais do sangue periférico. Os contornos nucleares e citoplasmáticos são geralmente regulares, embora alguns casos tenham núcleos um pouco recortados. O citoplasma é fracamente basófilo e, por vezes, contém pequenos vacúolos e, ocasionalmente, cristais. Os linfócitos rompidos (células em "cesto" ou em "mancha") são frequentemente observados no esfregaço de sangue e o número destas células aumenta com a contagem de linfócitos. Pode haver variações na morfologia celular, com algumas células a serem prolinfócitos, enquanto outras são maiores com citoplasma abundante e algumas são plasmóides (células com núcleos fendidos). A presença de até 10% de prolinfócitos é compatível com o diagnóstico de LLC (1). Na LLC clássica, mais de 90% das células são pequenas, e quando 11 a 54% das células são prolinfócitos, é designada por LLC/PL. Quando mais de 15% dos linfócitos são plasmóides ou menos de 10% são prolinfócitos, denomina-se CLL atípica. Cerca de 80% dos doentes têm LLC clássica e 20% têm LLC/PL ou LLC atípica. Se mais de 55% das células forem prolinfócitos, o doente tem leucemia prolinfocítica (11)

Medula óssea e gânglios linfáticos - A medula **óssea** é hipercelular em consequência da infiltração de linfócitos semelhante à do sangue periférico (1). A infiltração pode ser intersticial, nodular, mista (nodular e intersticial) ou difusa, sendo a mista a mais comum e a nodular a menos comum. O envolvimento da medula óssea é esporádico e contrasta com os linfomas foliculares, nos quais o envolvimento paratrabecular é a regra. Em contraste com a medula, o envolvimento do gânglio linfático é difuso. Os centros de proliferação com prolinfócitos e paraimunoblastos são frequentemente observados tanto na medula como nos gânglios linfáticos.

Imunofenotipagem - Acredita-se geralmente que a causa da LLC é a transformação maligna de um único linfócito B e a sua subsequente expansão clonal. A contribuição das células T para o desenvolvimento da LLC não é superior a 1%. A leucemia de origem em células T é mais corretamente classificada como uma variante de pequenas células da leucemia prolinfocítica de células T do que como LLC de células T. Quando observadas por microscopia eletrónica, estas células têm nucléolos e, tal como a leucemia prolinfocítica de células T, contêm anomalias dos cromossomas 14 e 8 e expressam fortemente CD7.

Os diferentes marcadores celulares disponíveis nas células B são úteis para o diagnóstico e a diferenciação de outras doenças. As células CLL expressam fracamente a SmIg; a cadeia pesada mais frequentemente expressa é a imunoglobulina (Ig) M, com ou sem IgD. As células são positivas para os anticorpos pan-B McAb, tais como CD19, CD20, CD24, CD43, CD79a e HLA-DR. O CD43 é útil para diferenciar a LLC do linfoma não-Hodgkin (LNH). Além disso, as células apresentam restrição clonal da cadeia leve e sIgD, e são CD23+ e CD10 -. Estas células B são também CD27+, o que indica que se trata de células B de memória. Alternativamente, a presença de CD27, para além de CD5 e CD23, pode refletir a natureza activada das células CLL, uma vez que todos estes marcadores aumentam com a ativação celular. Na imunofenotipagem da LLC, recomenda-se que a identificação de cinco marcas celulares seja útil para diferenciar a LLC de outras neoplasias malignas de células B. As CLL típicas devem apresentar Ig de superfície (fraca), CD5 +, CD23 -, CD79b/CD22 (fraca) e FMC7 -. Em doentes com LLC inicial, a confirmação da clonalidade através da demonstração da restrição da cadeia leve pode ser facilitada pela análise da expressão de K e ^ apenas nas células B CD5 positivas. A imunofenotipagem das células do sangue periférico mostra que os números absolutos de células T, em especial de células T CD8-positivas, estão aumentados (1, 11).

Citogenética e genética molecular - A análise genética **molecular** demonstrou que a LLC pode surgir de uma mutação numa célula B naïve com genes VH não mutados ou de uma célula B de memória pós-centro germinal com genes VH mutados.

As anomalias mais caraterísticas são as deleções ou rearranjos com um ponto de quebra 13q14 (50-60% dos casos) e del(11)(q22-23) (20% dos casos). Menos comuns são a trissomia 12 (10-20% dos casos), a del(17)(p13) (10% dos casos) e a del(6)(q21) (5-6% dos casos).

As anomalias cromossómicas são por vezes complexas. Existe uma correlação negativa entre a presença de trissomia 12 e a presença de anomalias 13q14, o que sugere que estas anomalias cariotípicas estão associadas a dois mecanismos leucemogénicos independentes. Os rearranjos da trissomia 12, del(11q) e 13q14 podem ser detectados por análise citogenética convencional e por FISH. A FISH é também aplicável à deteção de del(6q) e del(17q). As técnicas de FISH são mais sensíveis do que a análise citogenética convencional e, na LLC, são as técnicas de eleição. Por vezes, a FISH demonstra que a anomalia citogenética está presente apenas num subclone e pode mostrar diferentes anomalias citogenéticas em subclones. Foi observada alguma correlação entre o cariótipo e o imunofenótipo. Os casos com trissomia 12 têm maior probabilidade de expressar FMC7 e apresentam uma forte expressão de SmIg. Os casos com um cariótipo complexo são também mais susceptíveis de expressar FMC7.

6.2.2.2.Leucemia de células pilosas

À semelhança da LLC, a leucemia de células pilosas (LCP) é uma doença linfoproliferativa crónica da linhagem B, que se apresenta geralmente com esplenomegalia e tem caraterísticas citológicas, histológicas e imunofenotípicas distintas. Há pancitopenia e infiltração da medula óssea com linfócitos que têm projecções citoplasmáticas irregulares quando identificados no sangue periférico (1, 11).

Caraterísticas morfológicas e citológicas - Não existe uma leucocitose habitual no sangue periférico na HCL; existe mesmo pancitopenia em muitos doentes, manifestada por uma monocitopenia grave. Alguns doentes têm glóbulos vermelhos macrocíticos. Uma minoria tem uma contagem elevada de glóbulos brancos com um maior número de células pilosas circulantes. As células pilosas são maiores do que os linfócitos normais ou do que os linfócitos CLL.

As HCL têm um citoplasma moderadamente abundante, fracamente basófilo, com projecções irregulares "peludas" e, consequentemente, um contorno celular mal definido. O citoplasma pode conter grânulos azurófilos ou inclusões em forma de bastonete. O núcleo é excêntrico e redondo, oval, em forma de haltere ou de rim. A cromatina nuclear tem um padrão finamente disperso e os nucléolos são discretos, pequenos e geralmente únicos.

A medula óssea é normalmente difícil de aspirar devido à fibrose mas, quando pode ser aspirada, as células pilosas são relativamente mais numerosas do que no sangue. Pode ocorrer uma transformação em células grandes, mais frequentemente nos gânglios linfáticos abdominais. Podem então ser observadas células grandes na medula óssea.

Imunofenótipo - As células pilosas têm caraterísticas distintas de dispersão da luz na citometria de fluxo; a dispersão da luz para a frente é normalmente mais elevada do que noutras doenças linfoproliferativas crónicas e a dispersão da luz para os lados também pode ser elevada. Os antigénios associados à linhagem B CD19, CD20, CD22 e CD79a são expressos, uma vez que são originários de células B. A expressão de CD22 é forte. O CD79b é positivo em cerca de um quarto dos doentes. A SmIg tem uma expressão moderadamente forte ou forte, com alguns casos a apresentarem também imunoglobulina citoplasmática (cIg). A SmIg é IgM e, por vezes, também IgD, IgG ou IgA. CD5, CD10 e CD23 são negativos. O FMC7 é positivo, tal como o CD25, que representa o recetor da interleucina (IL)2 e é um marcador das células T e B activadas. O CD11c é normalmente positivo e, carateristicamente, tem uma expressão forte.

Para além da expressão de marcadores imunofenotípicos associados à linhagem B, existem vários marcadores que revelam um certo grau de especificidade para as células pilosas; estes incluem o HC2, o CD103 e, em menor grau, o DBA44. A citometria de fluxo é uma técnica muito sensível para a deteção de células pilosas, podendo ser detectado apenas 1% das células. Na citometria de fluxo, a identificação de um pequeno número de células pilosas é auxiliada por uma comparação da dispersão lateral da luz e da expressão de CD45; as células pilosas aparecem como uma população discreta de células que expressam CD45 mais fortemente do que os linfócitos normais ou as células de linfoma não-Hodgkin.

Citogenética e genética molecular - Foi observada uma grande variedade de anomalias citogenéticas, incluindo trissomia 5, trissomia 6, monossomia 10, monossomia 17, monossomia ou trissomia 12, del(6q) e, mais frequentemente, translocações com um ponto de rutura 14q32 (dando origem a 14q e 14q).

CAPÍTULO 7. CONCLUSÃO

A identificação e o diagnóstico corretos da leucemia não são uma tarefa fácil. Isto deve-se a várias razões, incluindo a natureza imprevisível da doença. Uma vez que a leucemia é uma doença maligna, a hematopoiese ocorre de forma aleatória, pelo que não se verificam proliferações clonais uniformes de células sanguíneas. As composições celulares, incluindo os genes e os cromossomas, alteram-se aleatoriamente devido a mutações, tais como deleções, translocações, inversões, etc. A alteração dos constituintes celulares devido a aberrações cromossómicas, por sua vez, causou o problema da utilização de um único método de diagnóstico para a deteção de qualquer doença, pelo que se tornou obrigatória a aplicação de uma combinação de técnicas. Esta é a razão concetual pela qual a imunofenotipagem não é fiável, a menos que seja utilizada a citometria de fluxo multicolor.

As formas clássicas utilizadas na identificação das leucemias são muito importantes até à data. O diagnóstico morfológico e a classificação continuam a ser o padrão indiscutível para o estudo de doentes com doenças malignas hematopoiéticas (11). Esta informação diz-nos que um excelente conhecimento da heamtopoiese normal é a base para uma gestão adequada dos doentes. O pessoal de laboratório equipado com conhecimentos sobre a formação normal do sangue pode facilmente compreender e identificar os problemas relacionados com o diagnóstico da leucemia. Por conseguinte, as escolas de formação devem ser capazes de dotar os estudantes de competências e conhecimentos relevantes.

CAPÍTULO 8. RECOMENDAÇÃO

A identificação da leucemia na fase aguda constitui um problema para os laboratórios de todo o mundo. Isto deve-se ao facto de as caraterísticas de diferenciação celular, como as formações granulares, estarem ausentes em todas as linhas celulares, pelo que a classificação como mieloblasto, monoblasto, eritroblasto ou linfoblasto é muito difícil. A identificação morfológica dos diferentes blastos deve ser apoiada por outras técnicas, como a imunofenotipagem. Embora seja difícil saber com exatidão em que fase da dose precursora a célula desenvolve marcadores específicos, a maioria dos marcadores de identificação de linhagens desenvolve-se na fase de blastos. Por conseguinte, a utilização da imunofenotipagem é melhor do que os métodos citoquímicos para a classificação de blastos na leucemia aguda. No entanto, deve ser do tipo multicolor, uma vez que a identificação de blastos com poucos anticorpos monoclonais é propensa a erros. A recomendação do ensaio citogenético como técnica de apoio ao diagnóstico do doente não é útil e aplicável neste momento, uma vez que a capacidade do laboratório é ingénua. Mas os laboratórios de investigação, de referência e de formação têm de ser precursores da tecnologia moderna.

Por outro lado, a criação de laboratórios a nível imunológico e citogenético nas unidades de saúde periféricas exige verbas incomportáveis, instalações sofisticadas e mão de obra altamente qualificada. A resolução destes problemas pode ser possível através de uma abordagem sistemática, como a organização, em primeiro lugar, no centro ou local de referência e, em seguida, a expansão para os laboratórios regionais e periféricos com base na capacidade do país. Até lá, porém, é importante concentrarmo-nos no método mais simples, como o exame morfológico. Por conseguinte, recomendamos que a formação de pessoal com conhecimentos e competências adequados para o diagnóstico da leucemia e a criação de laboratórios de hematologia em vários locais do país sejam importantes para o diagnóstico e a classificação exactos, a subtipagem e o estadiamento da leucemia, de modo a apoiar os cuidados de saúde prestados aos doentes com doenças do sangue, em especial a leucemia.

REFERÊNCIAS

1. Bain JB. Leukemia diagnosis. 3rd ed. St.Mary Hospital (Londres); Blachwell publishers; 2003

2. Joseph JM. Manual de Hematologia Clínica. 3rd ed. Lippincott Williams e Wilkis; 2002

3. OMS. Patologia e genética: Tumores do tecido hematopoiético e linfoide agência internacional para a investigação do cancro (IARC) imprensa; 2001.

4. Cielsa B. Hematologia na prática. Baltimore (Maryland); F.A. Devis company; 2007

5. Hoffman R, et al. Hematologia: Basic principles and practice. 5th ed. PA (Filadélfia); Churchil Livingston; 2008

6. Kjeldsberg C. Practical diagnosis of Hematologic disorders; 3rd ed. ACS press; 2000

7. Robert SH, KennethA, Henery MR. Hematologia na prática clínica. 4th ed. McGraw Hill; 2005

8. Bell A, Sallah S. The morphology of Human blood cells (A morfologia das células sanguíneas humanas). 7th .ed. Abbot. 2005.

9. Lichman MA, Beuler E, Kipps JJ, Seligsohin U, Kaushanskyk K, Prchal JT. Williams Hematology. 7^{a} ed.. McGraw-Hill Comp; 2007.

10. Hoffbrand AV., Catovsky D, Tuddenham E. Pós-graduação em Hematologia. 5th ed. Blackwell publishing; 2005

11 GreerJP, Foereter J, Lukens JN. Wintrobe's Clinical hematology. 11th ed.Lippincott Williams and Wilkins publisher; Dez. 2003.

12. Lewis SM, Bain BJ, Bates I. Dacie e lewis: Practical Hematology 10th ed. PA (Philadelphia); Churchil Livingston Elsevier; 2006.

13. Barbara J. B. Banco de imagens interativo de hematologia; Blackwell science; 2003

14. Sociedade Americana do Cancro. What is Acute Myeloid Leukemia? 2009. URL

: http : //www.cancer.org/docroot/NWS/RssAtom .xml

15. Ohshima T, Takeuchi J, Rinsho B. Classificação morfológica e imunológica e resposta à quimioterapia em doentes adultos com leucemias agudas 1990 Jun; 38(6):675-82

16. Zucker F.D, Grossi C.E editores. Atlas das Células Sanguíneas - Função e Patologia. 3rd edition , Edi. Ermes s.r.l.-Milano ; 2003

17. Classificação da Organização Mundial de Saúde das Doenças Neoplásicas dos Tecidos Hematopoiéticos e Linfóides: American Journal of Surgical Pathology, 1997, 21(1): 114-121

18. Barbara J.B. Diagnóstico de Leucemia. 3rd edition. Blackwell Publishing, 2003.

19. Barbara J. Bain. Banco de Imagens Interativo de Hematologia: Com autoavaliação, 2ª edição. Wiley-Blackwell, 2014.

20. Killick SB, Matutes E. Biphenotypic Acute Leukaemia (BAL). Atlas Genet Cytogenet Oncol Haematol. outubro de 2001. URL : http://AtlasGeneticsOncology.org/Anomalies/BiphenoALID1214.html

21. Gribben J, Provan D. Molecular hematology. 2nd ed. Blackwell publishing; 2005.

ANEXO

REAGENTES E MÉTODOS PARA A LEUCEMIA

I. CITOQUÍMICA

1. SUDÃO NEGRO

Reagentes

- *Fixador.* Solução de formaldeído a 40%

- *Mancha.* SBB (Sigma No. S 2380) 0,3 g em 100 ml de etanol absoluto

- *Tampão de fenol.* Dissolver 16 g de fenol cristalino em 30 ml de etanol absoluto. Adicionar a 100 ml de

água destilada na qual foram dissolvidos 0,3 g de Na_2HPO_4 .$12H_2O_2$.

- *Solução de trabalho da coloração.* Adicionar 40 ml de tampão a 60 ml de solução SBB

- *Contracoloração.* Coloração de May-Grunwald-Giesma ou Leishman

Método

1. Fixar os esfregaços secos ao ar em vapor de formalina da seguinte forma. Colocar um pequeno quadrado de papel de filtro no fundo de um frasco de Coplin. Adicionar 2 gotas de formalina a 40%, colocar a tampa e deixar em repouso durante 15 minutos para permitir a vaporização. Colocar as lâminas no frasco de Coplin e voltar a colocar a tampa. Após 5-10 minutos, retirar as lâminas e colocá-las de pé durante 15 minutos para "lavar ao ar".

2. Imergir as lâminas na solução de coloração de trabalho durante 1 hora num frasco de Coplin com tampa.

3. Transferir as lâminas para um suporte de coloração e inundar imediatamente com álcool a 70%. Após 30 segundos, retirar o álcool a 70% e inundar novamente durante 30 segundos. Repetir três vezes no total.

4. Enxaguar em água corrente da torneira e secar ao ar.

5. Sem fixação adicional, corar com a coloração de Leishman ou May-Grunwald-Giemsa

2. NAPHTOL AS-D

Reagentes

- *Fixador.* Acetona formal tamponada).

- *Fixador.* Acetona formal tamponada).

-*Solução de substrato de cloroacetato de naftol AS-D.* Dissolver 0,1 g de cloracetato de naftol AS-D (Sigma N-0758) em 40 ml de N,N-dimetilformamida (Sigma D-4254).

Manter refrigerado

- *Solução de substrato de trabalho.* Adicionar 2 ml de solução-mãe de cloroacetato de naftol AS-D a 38 ml de tampão fosfato 66 mmol/l, pH 7,4. Misturar bem. Adicionar 0,4 ml de nova fucsina hexazotada recentemente preparada. Misturar bem.

- *Reagente de acoplamento*

- Nova fucsina hexazotada. Dissolver 4 g de fucsina nova em 100 ml de HCl 2N

- Solução de nitrito de sódio 0,3 mol/l. Dissolver 2,1 g de nitrito de sódio (NaNO$_2$) em 100 ml de água.

- Imediatamente antes da utilização, adicionar 0,2 ml de nova fucsina hexazotada a 0,4 ml de nitrito de sódio, misturar bem e deixar em repouso durante 1 minuto antes de adicionar à solução de substrato

- *Contracoloração.* Hematoxilina aquosa

Método

- esfregaços secos ao ar em acetona formalina tamponada a frio durante 30 segundos

- Enxaguar em água corrente da torneira e secar ao ar

- Imergir as lâminas na solução de substrato de trabalho num frasco de Coplin durante 5

- Enxaguar em água corrente da torneira e secar ao ar

- Corar com hematoxilina aquosa durante 1 minuto

- Azul em água corrente da torneira durante 1 minuto e secar ao ar.

3. BUTIRATO DE ALFA NAFTOL

Reagentes

- *Fixador.* Formol tamponado acetona
- *Tampão.* 100 mmol/l Tampão fosfato (Sorensen's) pH 8,0.

- *Solução-mãe do substrato*: butirato de a-naftilo (Sigma N-8125) 100 pl em 5 ml de acetona.

A solução deve ser armazenada a -20°C e é estável durante pelo menos 2 meses

- *Reagente de acoplamento.* Fast Garnet GBC (Sigma F 8761) 15 mg.

- *Contracoloração.* Hematoxilina aquosa

Método

- Fixar os esfregaços secos ao ar em formalina-acetona tamponada durante 30 segundos. Enxaguar em água corrente da torneira e secar ao ar.

- o Fast Garnet GBC em 50 ml de tampão e misturar bem

- 0,5 ml da solução de α-naftilbutirato/acetona e misturar bem.

- Verter o meio de incubação para um frasco de Coplin contendo as lâminas fixadas e incubar durante 20-40 min.

- Enxaguar bem o frasco de Coplin com água da torneira até ficar transparente

- secar e corar com hematoxilina aquosa durante 1-5 minutos

4. ÁCIDO PERÍDICO SHIFF

Reagentes

- *Fixador. Metanol*

- *ácido periódico.* HIO_4 .2H2O, 10 g/l em água destilada.

- *Reagente de Schiff.* Dissolver 5 g de fucsina básica em 500 ml de água destilada quente. Filtrar quando arrefecer. Saturar com gás SO_2, borbulhando durante 1-12 horas numa câmara de fumos. Agitar vigorosamente com 2 g de carvão ativado durante 1 minuto num erlenmeyer, numa hotte, e filtrar imediatamente através de um filtro Whatman n.º 1 grande para um frasco escuro. O reagente é estável durante 6 meses à temperatura ambiente, conservado ao abrigo da luz.

- *Contracoloração.* Hematoxilina aquosa

Método

- películas durante 15 minutos em metanol

- Enxaguar em água corrente da torneira e secar ao ar

- se necessário, expor as películas de controlo fixas à digestão em diastase (100 mg em 100 ml de NaCl 0,9 g/l) durante 20-60 minutos à temperatura ambiente

- Inundar as lâminas com ácido periódico a 1% durante 10 minutos

- Enxaguar em água corrente da torneira durante 10 minutos e secar ao ar

- Imergir no reagente de Schiff durante 30 minutos num frasco de Coplin com tampa (o reagente de Schiff pode ser devolvido ao frasco de reserva)

- Enxaguar em água corrente da torneira durante 10 minutos e secar ao ar

- Realizar a coloração de contraste com hematoxilina aquosa durante 5-10 minutos.

5. FOSFATASE ALCALINA LEUCOCITÁRIA

Reagentes

- *Fixador.* Formol a 4% em metanol. Adicionar 10 ml de formalina a 40% a 90 ml de metanol. Conservar a -20°C ou no compartimento congelador de um frigorífico. Deitar fora após 2 semanas.

- *Substrato.* Fosfato de naftol AS (Sigma N-5625). Conservar no congelador.

- *Tampão.* Tampão Tris 0,2 mol/l pH 9,0

- *Solução-mãe de substrato.* Dissolver 30 mg de naftol AS fosfato em 0,5 ml de N,N-dimetilformamida (Sigma D-4551). Adicionar 100 ml de tampão Tris 0,2 mol/l, pH

9,1.

Conservar no frigorífico a 2-4°C. A solução é estável durante vários meses

- *Corante azoico de acoplamento.* Sal Fast Blue BB (Sigma F-0250). Conservar no congelador

- *Contracoloração.* Vermelho neutro, solução aquosa a 0,02%

Método

- Fixar as películas de sangue fresco seco ao ar durante 30 segundos em metanol formalina a 4% frio

- Enxaguar com água da torneira e secar ao ar.

- Preparar a solução de substrato de trabalho deixando 40 ml de solução-mãe de substrato aquecer até à temperatura ambiente. Adicionar 24 mg de Fast Blue BB e misturar bem até dissolver. Incubar as lâminas durante 15 minutos.

- Lavar com água da torneira e secar ao ar.

- Realizar uma coloração de contraste durante 3 minutos em vermelho neutro aquoso a 0,02%, enxaguar brevemente e arejar

6. TOLUIDINA AZUL

Reagentes *Azul de toluidina 1% p/v em metanol.* Adicionar 1 g de azul de toluidina a 100 ml de metanol e misturar durante 24 horas num rolo ou com um pulso magnético. A coloração é estável indefinidamente à temperatura ambiente. Conservar bem fechado.

Método

- Colocar os esfregaços secos ao ar num suporte de coloração e inundar com a solução de azul de toluidina.

- Incubar durante 5-10 min

- Enxaguar brevemente em água corrente da torneira até ficar transparente e secar ao ar.

MÉTODOS DE ESTUDO DOS MARCADORES IMUNOLÓGICOS

Existem várias formas de testar os marcadores celulares: A citometria de fluxo é o método mais conhecido atualmente.

Citometria de fluxo para testar suspensões de células viáveis ou células fixadas

Preparação das amostras e separação de células A imunofenotipagem pode ser efectuada em células mononucleares isoladas, conforme descrito mais adiante no capítulo, ou em amostras de sangue total utilizando soluções de lise.

A fração de células mononucleares contém linfócitos, monócitos, blastos e outras células mononucleares (de acordo com a amostra). Os métodos de separação das células mononucleares incluem a centrifugação em gradiente de densidade com Ficoll-Triosil, Hypaque ou Lymphoprep. Quando necessário, as plaquetas também podem ser excluídas através da desfibrinação do sangue antes da separação.

Método de separação Lymphoprep (Nycomed) Diluir 10 ml de sangue anticoagulado (por exemplo, heparinizado ou anticoagulado com ácido etilenodiaminotetra-acético [EDTA]) com um volume igual de solução salina tamponada com fosfato (PBS), pH 7,3 ou solução de Hanks. Adicionar 10 ml de sangue diluído, gota a gota, a 7,5 ml de Lymphoprep e centrifugar durante 30 minutos a 2000 rpm (aproximadamente 500 g; são visíveis três camadas: uma camada de células mononucleares no meio e glóbulos vermelhos e neutrófilos no fundo. Após a remoção do plasma, pipetar a camada de células mononucleares para outro tubo e lavar três vezes com solução de Hanks ou meio de cultura de tecidos.

Método de lise As amostras de sangue e de medula óssea são tratadas com uma solução hipotónica de lise de eritrócitos de bases comerciais NH_4 Cf contendo reagentes. Estes são frequentemente fornecidos pelos fabricantes de McAb (por exemplo, FACS lysing solution, BD Biosciences). As amostras são tratadas no momento da incubação com o McAb (ver abaixo) sem perda de fracções de células mononucleares. O tempo de incubação com o reagente de lise é importante porque uma exposição prolongada pode alterar os padrões de dispersão da luz frontal e lateral (FSC/SSC), ao passo que uma exposição demasiado breve deixa os eritrócitos intactos, resultando em excesso de detritos e em resultados imprecisos.

Antes da incubação com a solução de lise, a contagem de glóbulos brancos da amostra de sangue ou medula óssea deve ser estimada e, se necessário, a amostra deve ser diluída para uma concentração máxima de glóbulos brancos de 25-30 x 10^6 células/ml.

Métodos de citometria de fluxo A imunofenotipagem em suspensões celulares é o método de deteção de antigénios de membrana em células viáveis e de antigénios citoplasmáticos e nucleares em células previamente fixadas e estabilizadas. Se não estiver disponível um citómetro de fluxo, a leitura pode também ser efectuada por microscopia de fluorescência. Tanto a citometria de fluxo como a microscopia de fluorescência permitem a deteção simultânea de antigénios de membrana e nucleares ou citoplasmáticos através de imunomarcação dupla ou tripla.

Deteção de imunoglobulinas de superfície As cadeias pesadas e leves de Ig de superfície podem ser detectadas por meio de imunocoloração dupla ou tripla. O objetivo é demonstrar a clonalidade de uma população de células B. A imunomarcação dupla utiliza anticorpos policlonais conjugados de duas cores anti-kappa e anti-lambda marcados com diferentes fluorocromos num único tubo ou combina um marcador de células B marcado com FITC (por exemplo, CD19) e uma cadeia anti-luz marcada com PE, quer anti-kappa quer anti-lambda. A imunocoloração tripla combina um antikappa conjugado com FITC, um antilambda conjugado com PE e um marcador de células B (por exemplo, CD19) marcado com uma terceira cor num único tubo.

A imunomarcação de Ig de superfície difere do método utilizado para detetar outros antigénios de superfície por McAb. A razão é que a Ig solúvel do soro reveste a superfície das células, principalmente dos monócitos, mas também dos linfócitos, e interfere com a deteção da Ig, dando origem a resultados enganadores, quer falsos positivos quer falsos negativos. Para ultrapassar este problema, as células têm de ser lavadas com solução de Hanks ou PBS antes de serem incubadas com os reagentes anti-kappa e anti-lambda.

Existem dois métodos adequados para a deteção de Ig de superfície em células do sangue e da medula óssea, consoante se utilize uma lavagem com PBS ou um procedimento de lise como primeiro passo.

Método 1 (lavagem com PBS como primeira etapa, sem lisagem)

Etiquetar os tubos com o nome do doente, o tipo de amostra, o número do laboratório e o McAb.

Pipetar 100 µl da amostra (sangue ou medula óssea) para um tubo.

Adicionar 2 ml de PBS-azida-BSA mantido a 37°C e centrifugar durante 5 min a 2000 rpm. Com uma pipeta, deitar fora cuidadosamente o sobrenadante. Repetir o procedimento e ressuspender a amostra em 50 µl de PBS-azida-BSA.

Adicionar a combinação McAb adequada, por exemplo, antikappa e anti-lambda ou CD19 e antikappa. O volume do McAb situa-se geralmente entre 5 e 20 µl, de acordo com as instruções do fabricante.

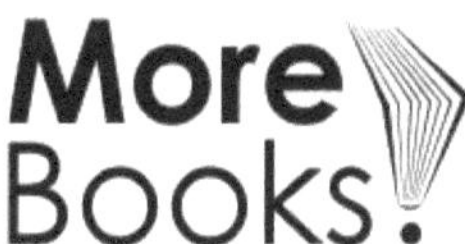

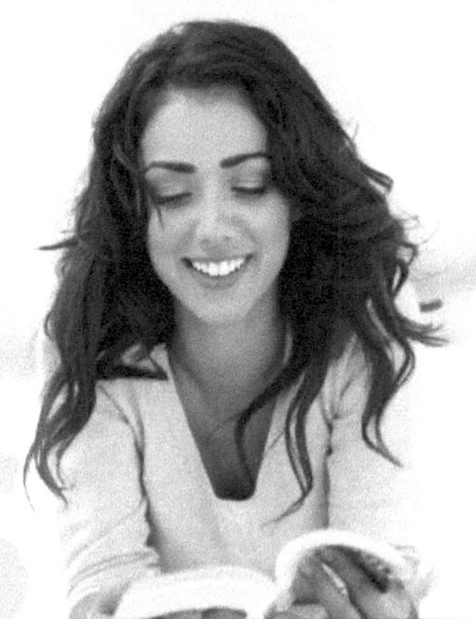

I want morebooks!

Buy your books fast and straightforward online - at one of world's fastest growing online book stores! Environmentally sound due to Print-on-Demand technologies.

Buy your books online at
www.morebooks.shop

Compre os seus livros mais rápido e diretamente na internet, em uma das livrarias on-line com o maior crescimento no mundo! Produção que protege o meio ambiente através das tecnologias de impressão sob demanda.

Compre os seus livros on-line em
www.morebooks.shop

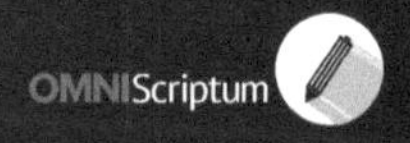

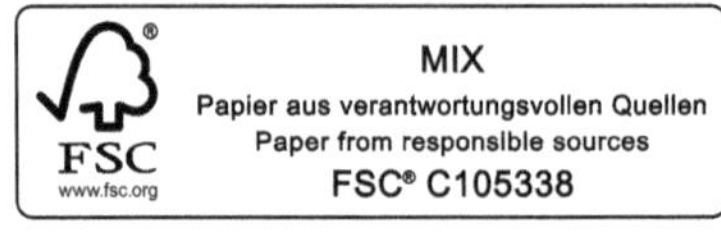

Printed by Books on Demand GmbH, Norderstedt / Germany